ラクに楽しく
成果が出せる
キシリトールの
理論と実践

「マイナス1歳」から
はじめる
むし歯予防

仲井 雪絵

目次

はじめに

第1部 研究内容とエビデンスデータ
患者さんにとってラクに楽しくむし歯予防ができる!
世界初、『妊娠期から歯科専用のキシリトール100％入りガムを用いてミュータンスレンサ球菌の母子伝播予防を検証した研究』に取り組んだ理由と結果

序章
歯科雑誌『Journal of Dental Research』(JDR)への挑戦　　2
研究デザイン(立案・設計)について　　3

第1章 妊婦を対象にしたキシリトールによる『ミュータンスレンサ球菌感染予防』研究
～エビデンスデータの紹介と解説～

1. すべては発想の転換から始まる
むし歯=う蝕について　　6
むし歯のできるプロセスについて　　8
感染の窓について　　12

MS菌の定着を促進する因子（要因）　　　　　　　16
　　プライマリー・プライマリー・プリベンションについて　18
　　むし歯菌感染予防の基本　　　　　　　　　　　20
　　感染予防のための保健指導について　　　　　　21
　　わかっていてもできない現状を探る　〜アンケート調査より〜
　　　① 容易ではない「感染経路の遮断」　　　　　22
　　　② 容易ではない「ショ糖摂取制限」　　　　　24
　　そこで必要なのが発想の転換　　　　　　　　　27
　　独自のプライマリー・プライマリー・プリベンション　28

2. 研究について

　　研究の背景　　　　　　　　　　　　　　　　30
　　①妊婦の実態調査　　　　　　　　　　　　32
　　　【デントカルトSMの結果について】　　　　34
　　　【現在の歯科受診状況などの調査結果について】　34
　　　【食事調査の結果について】　　　　　　　36
　　　【第一子と第二子のリスクの割合について】　38
　　　【喫煙の有無とむし歯菌数について】　　　39
　　　【ガム・タブレット・歯磨剤・洗口剤の使用状況について】　40
　　妊婦の実態調査でわかったこと　　　　　　　41
　　②妊婦へキシリトール入りガムを用いた介入研究について
　　なぜキシリトールに注目したのか　　　　　　42
　　他の3国における母子伝播研究と私の研究との相違　43
　　研究対象について　　　　　　　　　　　　　44
　　研究方法について　　　　　　　　　　　　　44
　　研究のアウトカム（結果因子）　　　　　　　46

結果と考察
- 母親の口腔内MS菌数について　　　　　　　　　　　　48
- キシリトール入りガムのMS菌母子伝播予防効果について　52
- 月齢の推移とMS菌が口腔内に検出された子の割合　　　54
- MS菌の定着を遅延させる効果　　　　　　　　　　　　55
- 子どもが2歳の時点での母と子の症例　　　　　　　　　56
- 結果のまとめ　　　　　　　　　　　　　　　　　　　57
- 考 察　　　　　　　　　　　　　　　　　　　　　　58
  - 【1日あたりのキシリトール摂取量と摂取期間について】　58
  - 【3国におけるMS菌の感染率の相違について】　　　　60
  - 【ガムの咀嚼行為の影響について】　　　　　　　　　62

キシリトールによるMS菌の母子伝播予防効果に関する研究
- フィンランド・スウェーデン・米国・日本との比較　　　63
- キシリトールの長期摂取によって下痢は誘発されるのか　64
- この研究を完遂するにあたり、ご指導をいただいた先生方　68

第2部

実践ヒント　**仲井雪絵先生の症例紹介**

むし歯予防の方法の ひとつとしてキシリトールを 患者さんに提案しよう！

タフトくらぶ編集部

第2章 患者さんとのコミュニケーション

1. 生涯に渡って歯を守り続ける仲井先生インタビュー

仲井先生が臨床現場で大切にしていること　　　　　　　73
情報提供①　なぜむし歯になるのか　　　　　　　　　76
情報提供②　予防法はひとつではない　　　　　　　　78
情報提供③　将来のためにリスクを知らせる　　　　　80
情報提供④　食生活とどう関係しているか　　　　　　84
情報提供⑤　なぜキシリトールが必要か　　　　　　　86

仲井先生のワンフレーズコーナー　　　　　　　　　　88

2. 継続的に通い続ける患者さんインタビュー

症例：1歳から通うちかちゃん　　　　　　　　　　　94

第3章 Q&Aコーナー

臨床現場で働く歯科衛生士から仲井先生へ
「こんなときどうしたらいいの？」
キシリトールに関する疑問を解決　　　　　　　　　100

付録

患者さんとの話題に使える！
仲井先生にお聞きしたキシリトールにまつわる6つのTopics　　110

おわりに

はじめに

　「むし歯」は、いろんな要素や原因が重なって起こる疾患であることをいまや否定する人はいないでしょう。であるならば、バリエーションに富んだ対処方法が求められるのは当然のことではないでしょうか。

　私たちは予防歯科に携わるプロフェッショナルです。患者さんに提供する予防方法の理論を知るだけでなく、一人ひとりの患者さんが実践可能かどうかを考えた上で、最適な方法を選択し成果を上げる必要があります。

　例えば、歯科医院が絵画教室だとします。パレットを手に持っている生徒が患者さん。それを指導する画家が私たちです。パレットの上にのせる色一つひとつが歯磨き指導、食事指導、小窩裂溝予防塡塞、フッ化物塗布、キシリトールなどの方法に置きかえられます。

　キシリトールは絵の具の中の１色だと考えてください。もちろん、この１色だけでは美しい絵は完成しません。歯磨き指導や食事指導など、他の色と併用することで、より美しい絵の完成が期待できるのです。しかし、私たちがこの１色の特徴をよく知らなければ、生徒である患者さんはキャンバスの上で効果的に活用することはできません。

　「絵を描く」作業は、長期継続が必須です。だからこそ、「最小限の努力で最大の効果が得られる」絵の具を提供し続ける必要があります。

　患者さんのパレットに、「キシリトール」という１色を加えてみませんか？一人でも多くの患者さんが"自分らしく楽しく"美しい絵が描けるようにサポートすること。それが私たち歯科医療者の役目です。

仲井雪絵

第 1 部

研究内容とエビデンスデータ

患者さんにとってラクに楽しくむし歯予防ができる!

世界初、『妊娠期から
歯科専用のキシリトール100％入りガムを用いて
ミュータンスレンサ球菌の
母子伝播予防を検証した研究』に
取り組んだ理由と結果

序章

歯科雑誌『Journal of Dental Research』(JDR)への挑戦

　私が実施したのは『妊娠期からキシリトール入りガムを用いてミュータンスレンサ球菌の母子伝播予防を検証した研究』です。プログラムの実施とデータの収集に丸5年をかけた研究の成果が、晴れて学術論文として2010年1月に世界的権威のある学術雑誌『Journal of Dental Research』(以下JDR)へ掲載されました。

　一般的に、研究成果を披露する場である学術雑誌にはランクがあります。それを判断するひとつの基準が「Scientific Impact Factor(インパクトファクター)」と呼ばれる数値。これは、その学術雑誌が他の雑誌に与えた影響を「引用」という視点から数値として算出したもので、研究者の間では学術雑誌のランクづけ指標のように認識されています。JDRは、このインパクトファクターが歯科領域の学術雑誌の中で最高なのです。そのため投稿した後に、論文掲載を承認されるまでの審査(査読)は超難関。野球で言うならメジャーリーグのワールドシリーズに値するでしょう。それだけにJDRに掲載された研究論文は、その後の歯科の臨床や研究の発展に大きなインパクトを与えることもあります。だからこそ、野球選手なら一度はメジャーリーグで自分の力を試したいと考えるのと同じように、大学で研究に携わっている人間であれば、一度は挑戦して掲載されたいと憧れる学術雑誌なのです。

　では、JDRに掲載されたキシリトール研究において、その有効性を検証するための臨床試験とはどのようなものであったのかを簡単にご紹介します。

研究デザイン(立案・設計)について

　まずは、研究テーマ(本研究では、ミュータンスレンサ球菌の母子伝播に対するキシリトールの予防効果について)を適切に検証するための研究デザインについてご説明します。参考1(P5参照)は、臨床効果の根拠として確度の高い順に研究デザインの種類を並べた「Mount Evidence(マウント・エビデンス)」を示します。

　ピラミッド型の下から順に、試験管内での現象のみを調査する研究、動物実験、ケースレポートにケースコントロール研究。そして、本研究で用いたランダム化比較試験(無作為比較試験 Randomized Controlled Trial, 以下RCT)が、一般的に治療法や治療薬などの臨床的有効性を検証する上で最良のデザインです。

　このRCTという研究デザインは、医学の分野では新しい薬の有効性と安全性についてヒトを対象に検証する場合に採用されます。原則的にはRCTによって治療(介入)群と対照群を比較しなければ、その治療法や治療薬の有効性を明言することはできません。すなわち"新しい治療や薬を受ける群"とそれを受けない"対照群"に、無作為で割付(分類)します。

　さらに、決して生体実験であってはいけないので、研究者にはさまざまな倫理的責任が課されます。

　例えば、研究の実施はヘルシンキ宣言、日米欧によるInternational Conference on Harmonization(ICH)などのガイドライン※(P5参照)に沿う義務があります。必ず研究対象者に対しては研究内容とそれに伴って生じる利益とリスクの可能性を説明し、文書による同意を得なければなりません。

さらにRCTが最も質の高い科学的根拠を提供できると期待される研究デザインであるためには、

- 適切にデザインされ
- 適切に実施され
- 適切に解析され
- 適切に報告されることが重要です

　論文にはRCTの結果を報告する際の最小限の必須事項を記載したCONSORT（Consolidated Standards of Reporting Trials）を充たす必要があります。

　RCTから得られた研究結果の信頼性や関連性を判断するためのチェック項目は、全部で22個あります。それらをクリアしているか記載していない論文は、治療効果の推定にバイアス（データの偏り）があると判断されます。

　つまりRCTは客観的であり、なおかつ倫理的な配慮も保証しなければならない方法論。だからこそ、これらを克服した研究は高い水準であると認められるのです。

参考1

Mount Evidence

- Meta-analysis ·······
- **RCT**
- Cohort studies
- Case-Control studies
- Case series
- Case reports
- Ideas, Editorials, Opinions
- Animal research
- In vitro (test-tube) research

「妊娠期からキシリトール入りガムを用いてミュータンスレンサ球菌の母子伝播予防を検証した研究」は、最高ランクのRCTに分類。

Meta-analysisについて
単独の研究としては、RCTが最高。そのRCTの結果を複数（例えば、キシリトールの母子伝播研究であれば、日本だけではなくフィンランド、スウェーデンのデータも含めて）解析して、さらに検証するメタアナリシスという検証方法がその上に存在します。基本的には、ある程度条件が整わないとメタアナリシスの実現は難しいので、マウントエビデンスとして最上に存在するのは実質RCTです。

※ ヘルシンキ宣言（Declaration of Helsinki）
  日本医師会ホームページ掲載
  掲載HP http://www.med.or.jp/wma/helsinki08_j.html

  日米欧によるInternational Conference on Harmonization(ICH)
  独立行政法人 医薬品医療機器総合機構
  掲載HP http://www.pmda.go.jp/ich/ich_index.html

第1章

妊婦を対象にしたキシリトールによる『ミュータンスレンサ球菌感染予防』研究
～エビデンスデータの紹介と解説～

❶ すべては発想の転換から始まる

◆ むし歯＝う蝕について

　研究についてお伝えする前にもう一度おさらいしておきたいことがあります。「う蝕」という意味の英単語を覚えていらっしゃいますか？　臨床英語の講義の中で習ったように「Caries」「Cavity」あるいは「Tooth decay」が挙げられますね。これら3つは確かに「う蝕」を意味する英単語です。しかし、それぞれに意味の違いがあることをご存知ですか？　Dr.Burton Edelsteinによると、"**Caries（カリエス）**"とは主にう蝕の「**プロセス（過程）**」のことであり、"**Cavity（キャビティ）**"はその「**結果**」として生じたう窩を示します。そしてまた、"**Tooth decay（トゥース ディケイ）**"はその**両者を合わせた**意味を持つのです（P7・表1）。

　「う蝕」に対する「治療」を論じるとき、"Caries treatment（カリエス・トリートメント）"と表現する場合は「う蝕のできるプロセスに対する対応」であり、"Cavity treatment（キャビティ・トリートメント）"とは、修復治療や歯髄処置などに代表される「結果として生じたう窩に対する治療」をさします（P7・表2）。ただし、修復治療は本質的にプロセスには影響しないので、Cavity treatment（キャビティ・トリートメント）の必要な患者さんにも再発を防ぐためには、Caries treatment（カリエス・トリートメント）が必要です。

表1

う蝕

- **Caries** — Process（過程）
- **Cavity** — Out come（結果）
- **Tooth decay** — Caries + Cavities

Yukie Nakai, DDS, PhD

表2

「う蝕の治療」

Caries treatment う蝕のできる**プロセス**を考慮した治療
ex) 歯科保健指導、PMTCなどの定期検診（メインテナンス）

Cavity treatment 既にできた**「う窩」**に対する治療
ex) 修復治療、歯髄処置、外科治療、補綴治療など

"Restorations do Not affect caries process"
"修復治療は、プロセスに影響するものではない"

Yukie Nakai, DDS, PhD

むし歯のできるプロセスについて

　そこで、むし歯の発症までのプロセスについてご説明します。

　まず、生まれたばかりの赤ちゃんの口腔内には歯もなければ、う蝕原性細菌である「**ミュータンスレンサ球菌群Mutans Streptococci（以下、MS菌）**」も存在しません。つまり、子どものう蝕の発現機序の始まりはMS菌が口腔内へ感染する過程です。それからショ糖摂取などの影響によってう蝕活性が高くなり、しばらくすると脱灰が始まります。そしてそのまま放置すると、やがてう窩が形成されます。このう蝕のできるプロセスは、大きく2つの側面に分けられます。まずプロセスの初期段階は、肺炎やインフルエンザのような「**感染症**」としての側面です。そしてMS菌が口腔内にいったん定着してしまった後は、メタボリックシンドロームのような「**生活習慣病**」としての側面です。

　う蝕は感染症ですが、MS菌の感染だけで発症するわけではありません。う蝕とは、MS菌の存在に加えて、ショ糖摂取の習慣や、歯磨きなどの刷掃習慣などが関わって初めて発病するのです。たとえMS菌に感染したとしても、生活習慣病的側面に対するアプローチが成功すれば、う蝕活性を低く抑え、初期う蝕（脱灰）がう窩にならないように発症を抑制できるのです（P9・図1）。

　Featherstone※1)はう蝕発症を「天びん（Caries balance）」にたとえ、2つの因子のバランス関係が影響することを説明しています（P9・図2）。2つの因子とは、う蝕原性細菌（MS菌）、う蝕誘発性食品（特に炭水化物の摂取頻度）あるいはだ液機能低下などに代表される「病理学的因子」と、だ液流出量や抗菌的タンパク成分、フッ素、抗う蝕性食品などによって代表される「防御因子」です。防御因子より病理学的因子が重くなるとう蝕が発症するので、生活習慣病的側面に対するアプローチはこのバランスを考慮するのが重要です。

図1

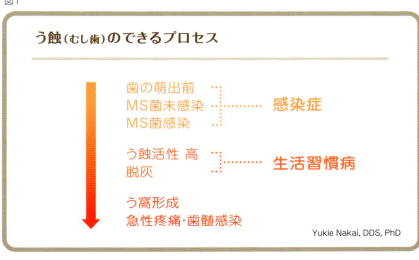

図2

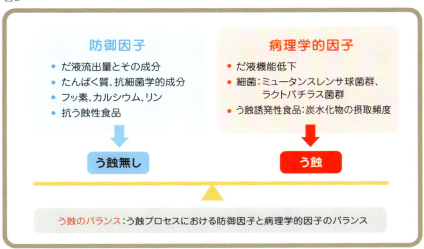

※1) Featherstone JDB. The science and practice of caries prevention. JADA 131: 887-899, 2000.

本章では、う蝕のプロセスの中でも特に「感染症」の部分に焦点をあてます。
　う蝕原性細菌、つまりむし歯菌と呼ばれているMS菌は、Streptococcus mutans（ストレプトコッカス・ミュータンス）とStreptococcus sobrinus（ストレプトコッカス・ソブライナス）の2種類で構成されています。
　前述のとおり、子どものう蝕の始まりは、MS菌が口腔内へ感染する過程にあります。主たる感染源は母親であり、そのだ液を介して子どもへ伝播することが一番多いので一般的に「母子伝播」や「母子感染」と表現されています。そして食べ物をあらかじめ噛んでから子どもに与える「噛み与え」や、スプーンやお箸を子どもと共有する行為が主な感染経路です。
　症例1（P11参照）は、ある母親と子ども（4歳男児、2歳女児）のデントカルトSM（P15参照）の結果です。ある日、多発的な重症う蝕に罹患している兄妹（4歳児と2歳児）が小児歯科へ患者として来院しました。ちょうどその時に母親が生後3か月の赤ちゃんも連れて来られたのです。生後3か月児へのう蝕発症の連鎖を断ち切るため、母親にう蝕予防について意識してもらう絶好の機会でした。そこで「目に見えない」むし歯菌の存在を実感していただくためにデントカルトSMの検査を実施したのです。
　症例2（P11参照）に、その時の3か月児の検査結果を示しています。当時MS菌のコロニーがほとんど検出されませんでしたが、同患児が4歳になった時の結果は右記のとおりです。兄が4歳であった時のMS菌数よりは少なかったものの、やはりローリスク（デントカルトSMスコア：0あるいは1）とは決して言えません。でも、う蝕経験歯数においてもう蝕重症度においても、兄姉と比べると極めて軽症ですみました。
　この家族のように、母親の口腔内のMS菌数が多い場合（10^5 CFU以上／だ液1ml中・デントカルトSMスコア：2あるいは3）、その子どもたちへMS菌が感染する確率は高くなります。だからこそ、それを食い止めるための「感染症予防」が必要なのです。

症例1

患者さん家族のむし歯菌検査結果の一例

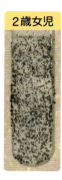
2歳女児

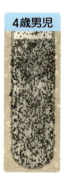
4歳男児

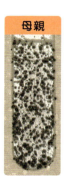
母親

症例2

生後3か月女児のむし歯菌検査を実施

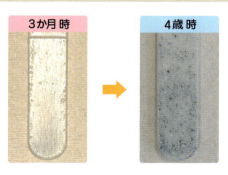

※残念ながらカリエスフリーではありませんが、兄姉より軽症
　MS菌の定着を遅延させることができれば、
　う蝕が発症しても軽症ですむという現象を実感した例です

感染の窓について

ただしMS菌が感染したとしても、口腔内に定着(棲みつく)するためには、菌にとって「家」が必要です。MS菌の「家」になりうるのは硬組織、つまり「歯」だといわれています。そのため、MS菌の定着の時期は歯の萌出後だという考えが一般的です。しかしその一方で、歯の萌出前にMS菌の定着を認めた研究報告も存在します。それに関する文献のまとめが表3です。

表3 感染の窓

年	著者	時期
1975年	Berkowitzら ※2)	歯萌出後〜
1978年	Edwardsson and Mejare ※3)	歯萌出前〜
1993年	**Caufieldら ※4)**	**生後19〜31か月**
1998年	Mohanら ※5)	〜生後14か月
1998年	Straetemansら ※6)	2つめの"窓"
2000年	Milgromら ※7)	歯萌出前〜
2001年	Wanら ※8)	歯萌出前〜

※2)〜※8)についてはP14参照

これらによると、結果にかなりの相違があります。それはおそらく研究対象集団の特性や研究方法などの相違によるものです。その対象者（子どもたち）の周囲に、母親だけでなく他に感染源となる家族など、多くのハイリスク者が存在したり、噛み与えやスプーン・箸を頻繁に共有したり（感染頻度）、そのたびにどのくらいMS菌に感染したか（感染菌の量）が、MS菌の定着時期に影響した要因だと考えられます。

　これらの定着時期の中でも特に「**感染の窓（window of infectivity）**」として知られているのはCaufieldらの「生後19〜31か月」。そのため、この時期にMS菌を口腔内に多く持っている母親は感染源として要注意です。特に、2歳前に感染するとう蝕発症の可能性が高くなり、その重症度も高くなります。多くの研究報告によると、早期に感染するとその後に発症するう蝕の重症度が高くなっています（P14・※9〜11参照）。したがって、MS菌の感染・定着時期を遅らせるだけでも、子どものう蝕予防を容易にします。特に母親からの伝播に関しては、少なくとも2歳までは注意が必要だと考えます。

MEMO

※2) Berkowitz RJ, Jordan HV, White G. The early establishment of Streptococcus mutans in the mouths of infants. Arch Oral Biol 20: 171-174, 1975.

※3) Edwardsson S, Mejare B. Streptococcus milleri (Guthof) and Streptococcus mutans in the mouths of infants before and after tooth eruption. Arch Oral Biol 23: 811-814, 1978.

※4) Caufield PW, Cutter GR, and Dasanayake AP. Initial acquisition of mutans streptococci by infants: evidence for a discrete window of infectivity. J Dent Res 72: 37-45, 1993.

※5) Mohan A, Morse DE, O' Sullivan DM, Tinanoff N. The relationship between bottle usage/content, age, and number of teeth with mutans streptococci colonization in 6-24-month-old children. Community Dent Oral Epidemiol 26: 12-20, 1998.

※6) Straetemans MM, van Loveren C, de Soet JJ, de Graaff J, and ten Cate JM. Colonization with mutans streptococci and lactobacilli and the caries experience of children after the age of five. J Dent Res 77: 1851-1855, 1998.

※7) Milgrom P, Riedy CA, Weinstein P, Tanner ACR, Manibusan L, Bruss J. Dental caries and its relationship to bacterial infection, hypoplasia, diet, and oral hygiene in 6- to 36-month-old children. Community Dent Oral Epidemiol 28: 295-306, 2000.

※8) Wan AK, Seow WK, Purdie DM, Bird PS, Walsh LJ, Tudehope DI. Oral colonization of Streptococcus mutans in six-month-old predentate infants. J Dent Res 80: 2060-2065, 2001.

※9) Isokangas P, Söderling E, Pienihäkkinen K, and Aíanen P. Occurrence of dental decay in children after maternal consumption of xylitol chewing gum, a follow-up from 0 to 5 years of age. J Dent Res 79:1885-1889, 2000.

※10) Alaluusua S, and Renkonen OV. Streptococcus mutans establishment and dental caries experience in children from 2 to 4 years old. Scand J Dent Res 91: 453-457, 1983.

※11) Köhler B, and Andréen I. Influence of caries-preventive measures in mothers on cariogenic bacteria and caries experience in their children. Arch Oral Biol 39: 907-911, 1994.

デントカルトSMについて

**患者さんがパッと見てわかるデントカルトSMは
お口の中のミュータンスレンサ球菌を調べる検査です！**

　デントカルトは、患者さんのだ液を検査し、口腔内のう蝕原性菌の量、酸の中和能力を調べ、その判定結果をもとに総合的なリスクを患者さんに説明するための検査キットです。

　スウェーデンのダグラス・ブラッタール教授が開発し、WHO（世界保健機関）の疫学調査の他、予防歯科医療の進んだ欧米の大学・公的機関で使用されています。

判定の仕方
だ液1ml中のミュータンス菌量は、
コロニーの密度をモデルチャートと比較することで判定します
スコアの2以上がハイリスクとみなされます

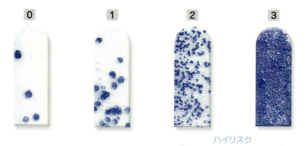

ハイリスク

スコア	0or1	2	3
細菌数（CFU）	100,000CFU/ml以下	100,000CFU/ml〜1,000,000CFU/ml	1,000,000CFU/ml以上

デントカルトSM 日本での取扱い（株）オーラルケア

MS菌の定着を促進する因子（要因）

　MS菌の感染リスクの減少を目的として歯科保健指導するには、どのような因子を考慮するべきなのか？　図3（P17参照）は、Wan ※8)らによる研究報告をまとめたものです。子どもの砂糖の摂取頻度、授乳、子どもの習慣行動、母親の口腔内のMS菌数、そして母親の間食頻度などが、子ども（6か月児）の口腔内にMS菌が感染・定着することに影響しています。

　さらに、出産様式との関連性に着目したLi ※12)らは、帝王切開で生まれた子どもは正常分娩で生まれた子どもよりも11.7か月も早くMS菌が口腔内に定着した、と報告しています。帝王切開という出産様式はMS菌定着を早める間接的要因になりうるといわれています。

※12) Li Y, Caufield PW, Dasanayake AP, Wiener HW, Vermund SH. Mode of delivery and other maternal factors influence the acquisition of Streptococcus mutans in infants. J Dent Res 84: 806-811, 2005.

MEMO

図3

むし歯菌の口腔内定着に関わる因子

❶ 子どものショ糖の摂取頻度が高い

❷ 授乳
特に、「母乳を欲しがるたびに与える」「夜間の授乳」

❸ 子どもの習慣行動
「同じ食べ物を共有」「他の人の指を吸う」「他の人による味見」
「スプーンなどの共有」「トレーニングカップの使用」

❹ 母親の口腔内のむし歯菌数が多い

❺ 母親がおやつを1日2回以上食べる

Wanらの研究報告（2001年）によると、以上の項目にあてはまる場合に、子ども（6か月児）がむし歯菌に感染している割合が有意に高かった

プライマリー・プライマリー・プリベンションについて

　予防歯科の父と呼ばれるスウェーデンのAxelsson※13)によると、母子伝播予防のために妊娠期から母親の口腔内状態を改善することは"primary-primary prevention(プライマリー・プライマリー・プリベンション)"と呼ばれ、これは現在の小児う蝕予防の最先端戦術と考えられています。興味深い表現として注目すべきは、「primary(プライマリー)」を2つ重ねている点です。「primary prevention(プライマリー・プリベンション)」とは、一次予防のこと。つまり、子どものう蝕予防のために子ども自身に予防法を実施することです。さらにもうひとつ「primary(プライマリー)」をつけると、子どもが生まれる一世代前から子どものう蝕予防を始めることになります。それが、「プライマリー・プライマリー・プリベンション」。これは、簡単に言いかえれば**「マイナス1歳からのむし歯予防」**です。

　Brambilla※14)らの行なった研究では、妊娠3か月の妊婦さんを対象に3か月の間、食事指導・PMTC・口腔衛生指導・フッ素全身応用に加えて、毎日フッ素とクロルヘキシジンによる洗口を行なった研究群と、食事指導・PMTC・口腔衛生指導・フッ素全身応用のみを行なった対照群を比較しました。その結果、30か月後(子どもが2歳時)には、研究群の母親のだ液中MS菌数は、対照群の母親よりも有意に減少していました。また、研究群の母親から生まれた子どものMS菌の定着時期は、対照群の子どもより4か月の遅延を認めました。つまり、妊娠中から母親に対して口腔衛生的介入を行なうと、MS菌が子どもの口腔内へ感染するのを予防あるいは遅延できるのです。

※13) Axelsson P. Preventive programs. Preventive Dental Health Center, Karlstad,Sweden, 1988.

※14) Brambilla E, Felloni A, Gagliani M, Malerba A, Garcia-Godoy F, Strohmenger L. Caries prevention during pregnancy: results of a 30-month study. JADA 129: 871-877, 1998.

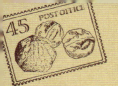
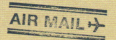
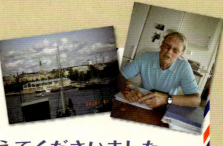

ストックホルム在住の
アクセルソン博士が
仲井先生の質問に答えてくださいました

Q 1980年代に「プライマリー・プライマリー・プリベンション」を提唱され始めましたが、アクセルソン先生自身は当時どのようなプログラム（介入方法）を実施するのが良いと考えていましたか。

A 私たちは全ての妊婦に対してリスク診断をしていました。なぜなら、妊婦は基本的にリスクが高いグループとして考えられていたからです。そして、それぞれのリスクに応じた予防プログラムを実施。全ての妊婦に対して、健康教育と予防の重要性、子どものために良い習慣を身につけてもらいました。子どもの予防を考えるならば、キシリトールのような代替甘味料に加えて、機械的プラークコントロールとの組み合わせがより高い効果を期待できるはずです。

Q 今でこそミュータンス菌の母子伝播は知られていますが、当時はまだ生まれてもいない子どものむし歯のために、妊娠中から口腔衛生を行なうことの理解を得るのは困難であったと推測します。どのような啓蒙活動をされたのですか。

A 1989年には、ブラッタール教授などによって3～5歳くらいの間で母子伝播することが発表されていました。統計では、1975年の3歳児のカリエスフリー率は30％でしたが、1980年の半ばには95％にも跳ね上がったのです。私たちは、グループ・ダイナミックス（グループで問題解決に取り組む手法）と個人面談の両方で妊婦の教育を実施。グループでは1時間。個人では約30分使って予防の大切さを学んでもらいました。

Per Axelsson

prof. Axelsson D.D.S.,ph.D

アクセルソン博士：PMTC（Professional Mechanical Tooth Cleaning）の創始者。
30年の臨床研究をもとに、"成人でも97.7％の確率で歯を守れる"ことを実証しました。

Axelsson P, Nyström B & Lindhe J (2004). The long-term effect of a plaque control program on tooth mortality, caries and periodontal disease in adults. Results after 30 years of maintenance. *Journal of Clinical Periodontology* 31:749-757.

むし歯菌感染予防の基本

　感染症には「病原菌」が存在し、すでにその病原菌に感染している人（感染源）から、「感染経路」を通じて「宿主」へと感染します。すなわち感染症対策は、基本的に「感染源」の病原性を発揮させない方法、あるいは感染源から隔離して「感染経路」を遮断する方法、あるいはワクチンの予防接種などで「宿主」を強化する方法です。

　それらに着目すると、MS菌の母子伝播を予防する方法は以下の3点に要約できます。

1　感染源（特に母親）のMS菌数を減少させる
そのために歯科医院で口腔衛生指導やPMTCなど定期的なメインテナンスを受ける

2　感染経路を遮断する
子どもと同じお箸やスプーンを共有しない、あるいは噛み与えをしないなど

3　宿主（子ども）のショ糖摂取制限
MS菌が子どもの口の中に感染する時点でショ糖がすでに存在すると、MS菌の定着が促進されるため

感染予防のための保健指導について

　感染経路を断つためには、一般的に「噛み与えをしてはいけません」とか、「お箸やスプーンなどを子どもと共有してはいけません」、さらに「子どもが2歳になるまでショ糖を与えてはいけません」など、「～してはいけない」「～するのを控えてください」という禁止の言い方になることが多くなります。確かに、その指導内容をきちんと実践できる保護者はいらっしゃると思います。しかし、かなりの少数派に違いありません。大多数の人は、おそらく初めからあきらめてしまうか、途中ですぐ脱落してしまうでしょう。

　また、保護者自身がショ糖を与えなくても、祖父母らが与えてしまうという家庭環境もあるでしょう。たとえ理論的に正しくても、極端にストイックで多大な努力を必要とする実行困難な方法は成果に結びつかないことが多いのです。同一の患者（患児）が長期間にわたり来院する定期検診などでは、"最小限の努力で最大の効果"を上げるようなう蝕予防を心がけなければ、多くの患者（患児）を成功に導くことは不可能です。

MEMO

わかっていてもできない現状を探る ～アンケート調査より～

❶ 容易ではない「感染経路の遮断」

　感染経路を断つために「噛み与えをしてはいけません」「お箸やスプーンなどを子どもと共有してはいけません」と、すでに妊娠期に保健指導を受けた母親たちを対象に、子どもが1歳6か月になった時点でアンケート調査をしました（P23・図4、図5参照）。30ページよりご紹介する介入研究の対象者なので、キシリトール群と対照群に分けて比較しています。

　この回答者全員は、MS菌の母子伝播予防のための「知識」を持っています。知っているにも関わらず、「食事時に子どもとお箸やスプーンなどは共有しない」と答えた人の割合は3分の1以下（赤色の部分のみ）だったのです。これは、キシリトール群に割り振られた母親もそうでない対照群の母親でも差はありませんでした。つまり、「知識」があっても、「お箸やスプーンの共有」をしてしまうのが現状です。

　図4（P23参照）の質問に「ときどき共有する」あるいは「ほとんど毎日共有する」と回答した方へ、さらに「お箸やスプーンを共有し始めたのはいつ頃からですか？」と尋ねました。1歳6か月時点からさかのぼって「3か月以上前」という回答は全くありませんでした。「2か月前から3か月前」の回答が最も多かったのです。すなわち、育児の過程で「お箸やスプーンの共有」を始めてしまう時期は**1歳3か月頃**だといえます。つまり、この時期から感染経路を遮断するのは困難だということです。

図4

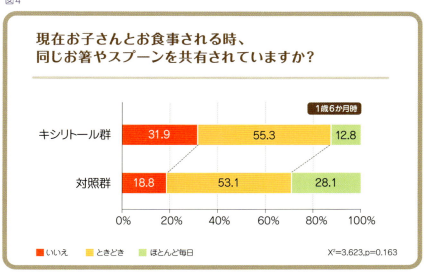

図5

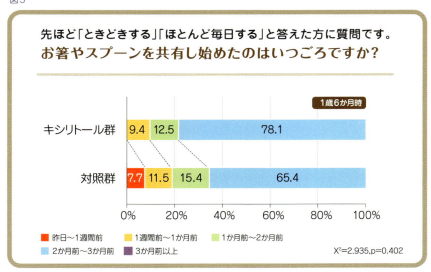

❷ 容易ではない「ショ糖摂取制限」

　次に、宿主側（子どもの口の中）のMS菌定着促進因子である「子どものショ糖摂取制限」の実態に関しても調査しました（P25・図6参照）。ショ糖が存在すると、MS菌の定着が促進されるから「たとえ歯が未萌出であっても、ショ糖摂取を極力お控えください」と妊娠期から指導した母親たちを対象に、子どもが1歳6か月になった時点でアンケート調査をしました。これも後にご紹介する介入研究の対象者なので、キシリトール群と対照群に分けて比較しています。

　子どもが1歳6か月の時、両群とも8割以上の人たちが「ジュースや清涼飲料水などお砂糖（ショ糖）の入った飲み物を与えている」と回答しました。

　さらに同時期に、両群とも9割以上の人たちが「アメやクッキーなどお砂糖（ショ糖）の入った食べ物を子どもに与えたことがある」と回答しました（P25・図7参照）。

MEMO

図6

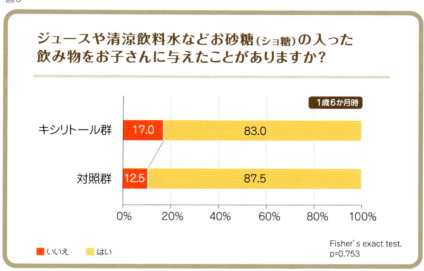

図7

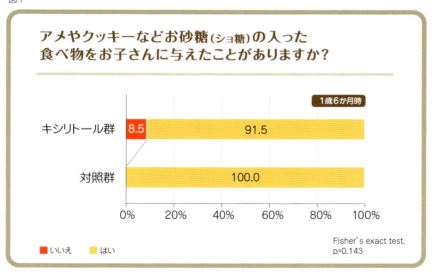

今回の調査結果から、「お箸やスプーンの共有は避ける」あるいは「子どもにショ糖摂取をさせない」という感染予防方法を出産前からすでに知識として知っていても、実際にはなかなか実践できない、そしてまた長期間継続できない、という現状が垣間見えてきます。

　ＭＳ菌の母子伝播やう蝕を予防する上で、<u>時代の推移と状況の変化に伴って保健指導のスタンスを変える必要性</u>を感じます。知識を与えても、それが行動変容に即つながるとは限らないのです。

　私よりずっと上の世代の小児歯科医の中には、「3歳になるまではお箸やスプーンの共有をしない」とか「ショ糖を全く与えない」なんてことは、母親がその気になれば必ずできると断言される方がいらっしゃいます。確かに、欲しくてもモノが手に入らなかった一昔前の時代であれば、それも容易に可能であったでしょう。ただし、現代はむしろモノが溢れる世の中です。そして少子化という状況で、モノを与えてくれるたくさんの大人に囲まれて子どもたちは生活しています。

　お父さんやお母さんのみならず、おじいちゃんやおばあちゃん、おじさん、おばさんが「かわいい」と感じてその子にいっぱい愛情を注ぎます。その愛情表現のひとつの行為として、その子を喜ばせようと思って「甘い（ショ糖を含有する）お菓子をあげる」のです。それを「与えるな!」と言うのは、時として人間関係をギクシャクさせてしまいます。現在の日常生活で、「あれもダメ、これもダメ」という指導で一定の成果を上げることは極めて困難です。

そこで必要なのが発想の転換

私は、MS菌の母子伝播予防に関して、下記に示す方針で指導しています。

う蝕原性細菌の母子伝播予防における基本方針

- 予防 … うつらないに、こしたことはない

- 遅延 … 遅いほど、軽症のむし歯ですむ

- 子どもの口腔内に伝播しても
  かまわない菌（定着しにくい善玉菌）に変える

第1の方針として、う蝕を発症しないためにはその原因菌である「MS菌に感染しない（うつらない）」にこしたことはありません。しかし前述したとおり、感染時期が遅ければ遅いほどその後に生ずるう蝕は軽症なのです。特に2歳になるまで子どもの口腔内にMS菌が定着しなければ、その後のう蝕予防がラクになります。

そこで第2の方針は「感染の遅延」です。感染時期を遅らせるだけでもその努力には十分な意義があります。お母さんたちから「うちの主人が子どもに"チュッチュッ"としたがるのですけど、あれもダメなのですよねぇ？」とよく質問されます。その場合、「ダメというわけではありませんよ。かわいいお子さんにチューしたいのでしたら、お父さんのお口の中を改善してからにしましょう。そのためにむし歯菌の検査をしてむし歯になるリスクのレベル

を把握しませんか？」と、私はお答えします。子どものためにMS菌の伝播予防を認識することによって、その家族全員が自分の口腔内の健康状態・衛生状態を意識していただくことが重要です。

　そこで、第3の方針は「万が一、子どもの口腔内へ伝播してもかまわないように、ローリスクの菌（定着しにくい善玉菌）に変える」ことです。「お子さんにうつる前に、MS菌を（お母さんやお父さんの口の中にいる間に）善玉菌に変えましょう」と伝えています。

　すなわち、単に「感染の経路を断つ」「宿主側（子どもの口の中）のショ糖を断つ」だけでなく「感染源を変える」という発想が必要。むし歯菌の**「量」ではなく「質」を変える**という発想です。

独自のプライマリー・プライマリー・プリベンション

　日本においてキシリトールの使用の有無に限らず、妊婦さんを対象に実施された子どものためのむし歯予防を目的とした介入研究の報告は、残念ながら皆無でした。妊娠期というのは、自分の体と口の中の健康だけでなく、これから生まれる子どもの健康に対してのモチベーションが上がりやすい、まさに口腔衛生を導入しやすい絶好の時期です。そこで、菌の「量」ではなく「質」を変える介入方法としてキシリトールに注目し、独自の「プライマリー・プライマリー・プリベンション」を確立したい！と考えました。こうして、妊婦さんを対象にしたキシリトールによる『ミュータンスレンサ球菌感染予防』研究が誕生したのです。

インフォメーション
information

現在は、以下の機関がキシリトールを推奨しています

米国小児歯科学会
(American Association of Pediatric Dentistry: AAPD)
「Policy on the Use of Xylitol in Caries Prevention」
掲載HP http://www.aapd.org/media/Policies_Guidelines/P_Xylitol.pdf

欧州食品安全機関 (European Food Safety Authority: EFSA)
「Xylitol chewing gum/pastilles and reduction of the risk of tooth decay - Scientific substantiation of a health claim related to xylitol chewing gum/pastilles and reduction the risk of tooth decay pursuant to Article 14 of Regulation (EC) No 1924/2006[1] - Scientific Opinion of the Panel on Dietetic Products, Nutrition and Allergies」
掲載HP http://www.efsa.europa.eu/en/scdocs/scdoc/852.htm

2 研究について

研究の背景

　いよいよここから、研究についてご紹介していきます。まず、研究を行なうには研究費が必要です。文部科学省および日本学術振興会による「科学研究費補助金」に応募しました。これは、わが国最大の競争的研究資金です。研究補助の対象は、人文社会科学から自然科学まで幅広い分野で、研究者の自由な発想に基づく独創的・先駆的な研究を発展させることを目的としています。科学研究費補助金のおかげで、この研究を実施することが現実的に可能となりました。

　本研究は、以下に挙げる2本立ての構成です。

① **妊婦を対象にした歯科に関する実態調査**（疫学調査）
② **MS菌母子伝播に対するキシリトール入りガムの予防効果について**（介入研究）

　まず、①の実態調査についてご説明します。

　MS菌の母子伝播に関連する因子（要因）として主たる感染源となる母親のMS菌数がポイントになることは、多くの研究によって明らかにされています。しかし、日本人の妊婦さんを対象にMS菌数レベルを調査した報告はそれまで皆無でした。

　また、喫煙が低体重児出産や歯周疾患の発生に直接的に影響することに加え、最近では間接喫煙の小児う蝕への関連性が報告されています。

しかし、妊婦さんの食事習慣、喫煙習慣についての現状に関する報告も皆無でした。そこで、妊婦さんたちの口腔内MS菌数レベル、喫煙および食事習慣について実態を明らかにする研究（P41・※参照）を実施したのです。

　まず妊婦さんの募集のために、年間1,000人の出産数を誇る岡山市内で最大の産婦人科医院である三宅医院にご協力いただきました。この実態調査の対象となった妊婦さんたちは、歯科の患者さんではなく、あくまでも産婦人科を受診なさっていた方々です。まだ生まれていない子どものむし歯予防の必要性を具体的にイメージしていただくために、下記のようなポスターを作成。これを用いて、「今から生まれてくるお子さんの口の中は、どっちが良いですか？」と尋ねると、全ての妊婦さんが「もちろん4歳のT君の口が良い」と回答されました（写真1参照）。

写真1

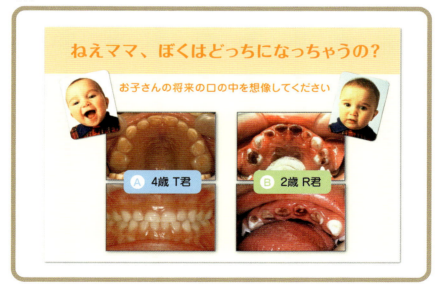

乳歯列完成期を過ぎてもむし歯が全くない「4歳のT君」。一方で、まだ第一乳臼歯までしか萌出歯が存在しないのに、それら全てがむし歯に罹患している「2歳のR君」。このR君は、この時点ではT君の半分の人生しかまだ生きていないのに写真1（P31参照）のような状態です。
　「これから生まれてくるお子さんに対して、どうすればT君のようになれるでしょうか？　それは妊娠中の今から開始できるんですよ!」と、メッセージを送りました。
　動機づけのために、まずは「こうなりたい」というイメージをしていただくことからスタートしたのです。

❶ 妊婦の実態調査

　私自身、平日は大学に勤務しています。そのため、当初はひとりで土・日に三宅医院の診療室の片隅のスペースをお借りして、三宅医院を受診された妊婦さんたちにマンツーマンで説明を行ないました。妊婦さんを対象としたアンケート調査とデントカルトSMによるう蝕活動性試験（だ液検査）を実施。その後、ひとりでは限界があるため、同医院の看護師さんや助産師さんたち、また同医院の敷地内で協同しているハロー歯科に勤務していた後輩歯科医師や歯科衛生士さんたちにデントカルトSMのデモンストレーションを行ない、まわりの人たちに協力してもらいながら対象者数を集めていったのです。

こうして400名分の妊婦さん（妊娠3〜6か月）のデータを採取。だ液を検体としたデントカルトSMの実施、ならびに食事調査（ワシントン大学のアンケートを改変したもの）、そして喫煙習慣の有無や現在の歯科受診状況に関する質問、さらにチューインガムやタブレット・歯磨剤・洗口剤の使用状況に関する質問調査を実施することができました。

妊婦における実態調査

対象　産婦人科医院を受診した妊娠3〜6か月目の妊婦 **400名**

方法
- デントカルトSMを使用
- 食事調査（ワシントン大学 Food Questionnaire を改変）
- 喫煙習慣、現在の歯科受診状況等の調査
- ガム・タブレット・歯磨剤・洗口剤の使用状況

▌デントカルトSMの結果について

まず、妊婦さんの口腔内のSMスコアの分布は、図8（P35参照）のような結果です。

各SMスコアの割合は、それぞれ8.5％（SM＝0）、35.3％（SM＝1）、38.0％（SM＝2）、18.3％（SM＝3）であり、半数以上（56.3％）の妊婦さんたちが感染源としてハイリスク（SMスコア≧2）でした。

※デントカルトSMについてはP15参照

▌現在の歯科受診状況などの調査結果について

歯科受診状況についてのアンケートによると、「現在、歯科医院を受診中である」と答えた方は1割未満（7.8％）。

その診療内容で最も多いものから順に「むし歯の治療（41.9％）」「予防（29.0％）」「その他（19.4％）」「歯周病の治療（6.5％）」「歯の神経の治療（3.2％）」。「その他」の内訳は「親知らず（2名）」「不明（無回答）（2名）」「歯肉が腫れた（1名）」「6か月毎の検診（1名）」という結果でした（P35・図9参照）。

ここまでの結果を要約すると、この研究対象となった妊婦さんの集団では、半数以上の妊婦さんがMS菌数レベルにおいてハイリスクであったにも関わらず、歯科医院を受診中だった妊婦さんは1割にも満たなかったのです。さらにその中で予防を目的とした歯科受診は**約3分の1未満**でした。

すなわち、歯科医院で待ちかまえているだけでは、プライマリー・プライマリー・プリベンション（P18参照）を享受できる妊婦さんは、ごくわずかにすぎません。より多くの女性が妊娠期の口腔衛生管理の意義を認識できるように、さまざまなメディアなどを用いて社会的な啓蒙活動や教育が必要であることを実感しました。

図8

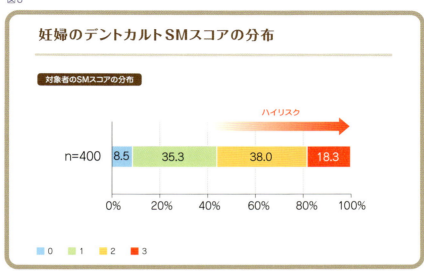

図9

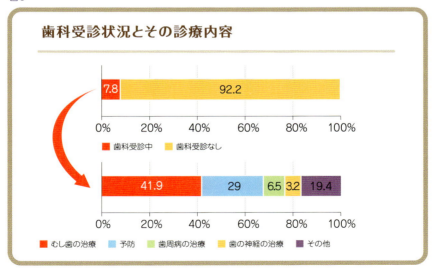

▍食事調査の結果について

　食事についてのアンケート結果（P37参照）によると、MS菌数レベルの高低に関連性のある食品は、「アイス・シャーベット」と「チョコレート」でした。

　MS菌数レベルの高い妊婦さんが有意に高頻度で摂取していた食品を、PapasとPalmer[※15]によるう蝕誘発能分類によって分類すると、う蝕誘発能の高いもの（Highly cariogenic：「アイス・シャーベット」「ドーナツ」「クッキー」「チョコレート」）、中程度のもの（Moderately cariogenic：「シリアル（無糖）」）のみで構成され、低誘発能の食品は含まれませんでした。

　なお、季節別のハイリスク者の分布に有意差を認めませんでしたので、ハイリスク者が高頻度に摂取する食品の種類が季節によって影響されている可能性は無視できます。

※15) Papas AS, Palmer CA, Rounds MC, Herman J. Mcgandy RB et al. Longitudinal relationships between nutrition and oral health, Ann N.Y. Acad Sci. 561:124-142, 1989.

MEMO

各食品の摂取頻度スコアの平均値 (平均値1.0以上のみを記載)

平均値

食品	全体	ハイリスク	ローリスク	p値
ご飯	4.59	4.61	4.56	0.66
牛乳	3.07	3.00	3.18	0.19
パン	2.98	2.93	3.05	0.39
ヨーグルト(加糖)	1.56	1.58	1.53	0.63
アイス・シャーベット	1.47	1.62	1.26	0.004
ジュース(清涼飲料水)	1.41	1.48	1.31	0.31
バナナ	1.36	1.37	1.35	0.80
チーズ	1.29	1.24	1.36	0.48
砂糖・ハチミツ in コーヒー・紅茶	1.26	1.31	1.19	0.57
乳酸菌飲料	1.19	1.22	1.15	0.26
キャンディー	1.16	1.23	1.07	0.29
チョコレート	1.06	1.22	0.84	0.001
ヨーグルト(無糖)	1.01	0.96	1.09	0.63

※P値とは、統計学において有意性を示す指標です
　P値が、0.05未満の場合、両群間の差は統計学的に有意です

▍第一子と第二子のリスクの割合について

第一子目：全体の64.8％
第二子目以降の妊婦は有意にハイリスク（63.1％vs52.5％：ハイリスクの割合）

　また、今回の妊娠が初めてである妊婦さんの割合を調べた結果、64.8％でした。そして、初産である妊婦さんより、過去に妊娠を経験している妊婦さんのMS菌スコアが有意にハイリスクという結果が出たのです。

　妊娠・出産回数が増えると、口腔内状態が悪化する可能性が高くなるといえます。尾上[※16]らの研究報告によると、出産回数が増え健全歯数が減少し、CPITN（Community Periodontal Index of Treatment Need・歯周病に関する指数のひとつ）の最大値は増加。これは歯周状態の悪化を示唆しており、口腔内状況の悪化という意味では本研究結果と一致するものでした。

　妊娠・出産を重ねることで口腔健康を損ねることのないよう、妊娠する前から口腔衛生の重要性を理解してもらい積極的な予防目的の歯科受診を奨励していく必要性はきわめて高いといえます。

※16）尾上佳代子、日野陽一、山下直子．出産3～4か月の女性の口腔保健実態と妊娠との関連．九州農村医会誌 15: 16-26, 2006．

▌喫煙の有無とむし歯菌数について

　喫煙習慣のある妊婦さんは8.8％でした（全国レベルより低い数値）。そして、妊婦さん本人の喫煙習慣とMS菌数レベルの関連性を検討したところ、喫煙習慣のある妊婦さんはMS菌数が多い傾向がありました。つまり、直接喫煙がMS菌の増加に影響する可能性が示唆されたといえます。

　ところで、家族の喫煙が子どものう蝕発症に影響するという報告は少なくありません。Williams[17]らによると、3.0～4.5歳児のう蝕発症に対して父親よりも母親の喫煙習慣のほうが有意に影響するそうです。また、4～11歳の小児3531名を対象に実施したAligne[18]らの研究結果でも、大人の喫煙と子どものう蝕発症との関連性を明示しています。その理由は不明ですが、以下のように推察できます。

① ニコチンはin vitroにおいてS. mutansの増殖を促進する　[19]
② 間接喫煙により血清中のビタミンCが減少し、MS菌が容易に増殖する　[20・21]
③ 間接喫煙により、だ液の緩衝作用や自浄作用が低下する
④ 喫煙をする母親は、MS菌の母子伝播を生じやすい行動も多い

[17] Williams SA, Kwan SY, Parsons S. Parental smoking practices and caries experience in pre-school children. Caries Res 34: 117-122, 2000.

[18] Aligne CA, Moss ME, Auinger P, Weitzman M. Association of pediatric dental caries with passive smoking. JAMA 289: 1258-1264, 2003.

[19] Lindemeyer RG, Baum RH, Hsu SC, Going RE. In vitro effect of tobacco on the growth of oral cariogenic streptococci. JADA103: 719-722,1981.

[20] Strauss RS. Environmental tobacco smoke and serum vitamin C levels in children. Pediatrics 107: 540-542, 2001.

[21] Vaananen MK, Markkanen HA, Tuovinen VJ et al. Dental caries and mutans streptococci in relation to plasma ascorbic acid. Scand. J Dent Res 102: 103-108, 1994.

▌ガム・タブレット・歯磨剤・洗口剤の使用状況について

　口腔衛生の介入方法として使う可能性のある製品（チューインガム・タブレット・歯磨剤・洗口剤）の使用状況について調査したところ、「チューインガム」は約半数（48.6％）、「歯磨剤」はほぼ全員（99.4％）が過去1か月間に使用していました。その反面、タブレット（9.2％）や洗口剤（8.3％）はあまり使用されていませんでした。

　妊婦さんに対して、例えばキシリトールやフッ化物あるいは抗菌剤などを利用して口腔衛生的な介入を実施する場合、摂取・使用頻度の少ない「タブレット」や「洗口剤」よりも摂取・使用頻度の比較的多い「チューインガム」や「歯磨剤」のほうが、日常生活に受け入れられやすいと考えられます。そのため、今回の研究では「チューインガム」を使用することにしたのです。

MEMO

妊婦の実態調査でわかったこと

実態調査の結果をまとめると、下記のようになります。

1 感染源としてハイリスク（SMスコア≧2）を示した人は半数以上だったにもかかわらず、歯科医院を受診中の者は1割未満であった

2
- 歯科受診中の妊婦の中で、受診目的が「予防」であった者の割合は3分の1未満であった
- 現状ではプライマリー・プライマリー・プリベンションを受けることのできる妊婦はごく少数
- 歯科医療従事者と妊婦に対し、妊娠期の口腔衛生管理の重要性について認識を広めるための社会的啓蒙活動や教育が必要

3 妊娠前まで、喫煙習慣があるとMS菌数レベルがハイリスクになりやすい
→ 喫煙習慣とMS菌数増加の関連性が示唆された

4 妊婦への介入方法として、使用頻度の点から「タブレット」「洗口剤」よりも「チューイングガム」「歯磨剤」のほうが適していると思われる

※ 妊婦の実態調査についての論文情報
「進賀知加子、仲井雪絵、紀 瑩、守谷恭子、瀧村美穂枝、加持真理他．妊婦における齲蝕原性細菌数と喫煙および食事に関する実態調査．小児歯科学雑誌 45巻5号：584-592, 2007.」

❷ 妊婦へキシリトール入りガムを用いた介入研究について

なぜキシリトールに注目したのか

　前述したとおり、MS菌の母子伝播予防のための対策として「菌の質を変える」、すなわち「感染する前にMS菌を歯からはがれやすい善玉菌に変える」ことに着目すると、その成果を期待できるのがキシリトールだからです。キシリトール摂取により、MS菌は不溶性グルカンを産生できません。さらにキシリトールを習慣的に摂取すると、MS菌はエナメル質からはがれやすくなります。歯面への付着を阻害される結果、MS菌伝播が抑制されると考えられています。さらに、キシリトールは薬物ではなく食品なので、妊娠中に摂取しても安全です。

　キシリトールのMS菌母子伝播に対する予防効果は、これまでフィンランド、スウェーデン、アメリカにおいても無作為化比較試験によって検証がなされています（比較表はP63参照）。

ポイント

- 感染する前にMS菌を歯からはがれやすい善玉菌に変えられる
- キシリトールを習慣的に摂取すると、MS菌はエナメル質からはがれやすくなる
- キシリトールは食品なので、妊娠中に摂取しても安全

他の3国における母子伝播研究と私の研究との相違

　フィンランド、スウェーデン、アメリカの3国における研究と比較した場合、私の研究の独自性は以下の3つです。

① 妊娠中から母親がキシリトールの摂取を開始したこと
② フィンランドなどの研究ではエンドポイント（研究終了時）までキシリトール摂取を継続したが、私の研究では「感染の窓」の時期よりもずっと以前（生後9か月時）にキシリトール摂取を終了したこと
③ アジア人を対象者とした初めての研究であること

　つまり、キシリトール入りガムによる介入を早期に開始し、むし歯菌が感染しやすい時期よりずっと早期に終了しても、2歳時までMS菌の母子伝播予防効果が認められるのか？　さらにそれは北欧人や米国人でなく、アジア人（日本人）でも得られる効果なのか？　を検証した点がこれまでにないオリジナリティです。

※ 介入研究についての論文情報
「Nakai Y, Shinga-Ishihara C, Kaji M, Moriya K, Murakami-Yamanaka K, Takimura M. Xylitol Gum and Maternal Transmission of Mutans Streptococci. J Dent Res 89(1):56-60, 2010.」
掲載HP http://jdr.sagepub.com/cgi/reprint/89/1/56

研究対象について

　三宅医院産婦人科（岡山市）を受診した妊娠3～5か月目の妊婦さんにデントカルトSM検査を実施し、だ液検体中のMS菌数がハイリスク（スコア≧2）を示した「感染源としてハイリスク」の妊婦さん107名（平均年齢30.2歳）をキシリトール群と対照群の2群に無作為割付しました（P45・図10参照）。介入開始時点の対象者の振り分けは、キシリトール群56名、対照群51名でした。

研究方法について

　キシリトール群には、妊娠6か月目から出産後9か月までの13か月間、3か月ごとに甘味料としてキシリトールを100%含有する歯科専用チューイングガムを与え、1日4回以上毎日摂取するよう指示しました。

　キシリトール群と対照群の2群とも同様に歯磨き指導や食事指導を含む保健指導を実施。つまり、キシリトール群には、対照群のメニューにプラスしてキシリトール入りガムを毎日噛んでいただいたのです。通常の保健指導などにキシリトール入りガムを補助的に追加すると、どれほどの予防効果があるのかを検討した、と考えてください。

　ちなみに、キシリトール群の妊婦さんたちにお渡しした13か月間分のキシリトール入りガムの費用や、2年半の間に母と子に用いたデントカルトSMの検査費用などは、私が獲得した科学研究費補助金から捻出しました。対象者に経済的なご負担は一切かけていません。図11（P45参照）は、この研究を時系列で示したものです。

　およそ妊娠3か月で産婦人科に来られたときに、スクリーニングをしました。それから、研究対象として選ばれたハイリスクの妊婦さんたちは妊娠6か月目から出産後9か月目までの計13か月間介入を実施。介入を終了しても、子どもが2歳になるまで経過を追跡しました。子どもには2歳まで全く介入していません。

図10

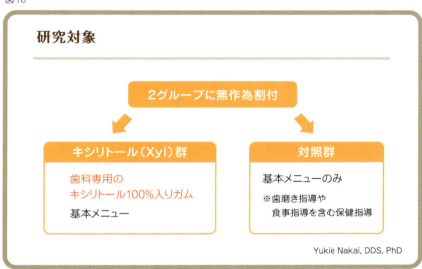

図11

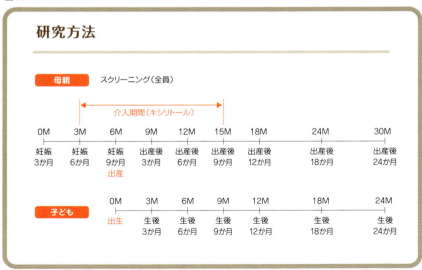

研究のアウトカム（結果因子）

　子どものだ液中および歯垢中（歯の表面）のMS菌が検出されるかどうか（MS菌コロニーの有無）をアウトカム（結果因子）としました。

　歯の萌出前は、だ液（舌）と歯肉よりMS菌の採取を、そして歯の萌出後はだ液（舌）と歯表面よりMS菌を採取。だ液検体を採取するにあたり、子どもによっては、パラフィンを噛める子もいれば噛めない子もいます。それによるデータのばらつきを除去するために、刺激だ液ではなくパラフィンを噛まずに安静時だ液を舌背表面から採取しました。

　歯の萌出前には歯の代わりに歯肉からMS菌を採取したのです。滅菌綿棒で上下顎歯槽堤をぬぐい、その綿棒をストリップスの検査面にこすりつけます。歯の萌出後、すなわち歯が1本でも存在する場合には、上下顎の唇側歯頸部（マイクロブラシ使用）および隣接面（デンタルフロス使用）から採取し、サイトストリップスの検査面へこすりつけました。

　そして48時間の培養の後、ストリップスとサイトストリップスの検査面からMS菌のコロニーがあるかないかを判定。

　上記の採取方法については、研究を開始する当時、まだご存命だったダグラス・ブラッタール先生（デントカルトSMの開発者）に相談した時にいただいた助言によるものです。

研究方法

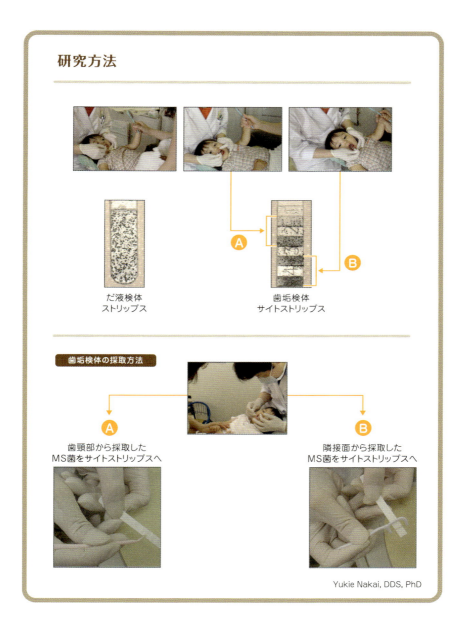

だ液検体
ストリップス

歯垢検体
サイトストリップス

歯垢検体の採取方法

A
歯頸部から採取した
MS菌をサイトストリップスへ

B
隣接面から採取した
MS菌をサイトストリップスへ

Yukie Nakai, DDS, PhD

結果と考察

母親の口腔内MS菌数について

まず、妊婦さん自身の口腔内MS菌への影響を解説します。

このプログラムの対象者は全てMS菌数の多いハイリスク者（デントカルトSMでスコア≧2）のみを選択しています。したがって、介入前にデントカルトSMスコアが2あるいは3を示した妊婦さんだけで構成されており、その時点（ベースライン）でのSMスコアの分布を示したのが図12（P49参照）のグラフです。対象者は無作為割付によってキシリトール群と対照群に振り分けられましたので、その分布は統計学的にもほぼ同等になりました。

介入を開始して3か月後の妊婦さんのSMスコア分布が図13（P49参照）のグラフです。SMスコア≦1（0あるいは1）をローリスク、SMスコア≧2（2あるいは3）をハイリスクと評価します。

前述のベースライン（介入前）のグラフと比較してください。**対照群においては保健指導だけでローリスクを示した方が8人に1人の割合で出現しました。ところがキシリトール群においては、約半数の妊婦さんたちがローリスクを示したのです。つまり2人に1人がローリスクに変化したといえます。**

言いかえると、保健指導だけよりも、キシリトールを追加するだけで、4倍もの対象者がローリスクに転じやすくなるのです。

日常の歯科保健指導で患者さんのむし歯リスクを下げるために苦労をしているひとりの歯科医師として、たった3か月という短期間にハイリスク者の2人に1人がローリスクに改善した結果を初めて目の当たりにしたときには、正直かなり驚きました。自分が想像した以上にすばらしい成果だったからです。

図12

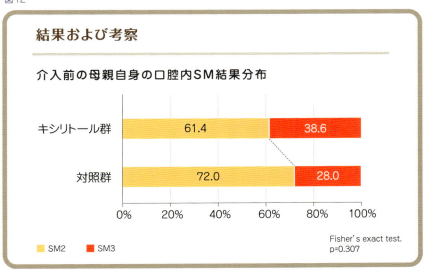

結果および考察

介入前の母親自身の口腔内SM結果分布

図13

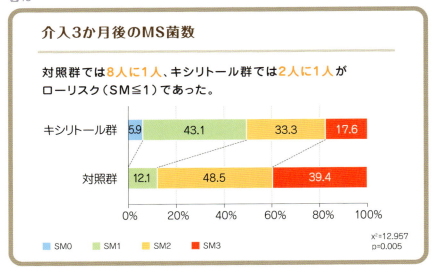

介入3か月後のMS菌数

対照群では8人に1人、キシリトール群では2人に1人がローリスク（SM≦1）であった。

実際の症例は写真の通りです。
　症例Aも症例Bも、キシリトール入りガムを噛み始めて3か月後には、MSコロニーの密度がかなり減少。特に症例Bは、ハイリスクからローリスクへの変化でした。

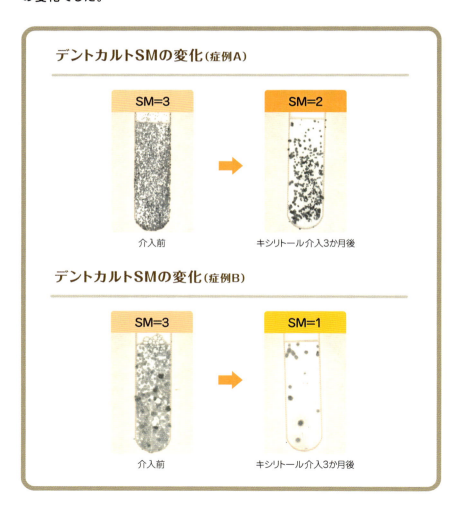

デントカルトSMの変化（症例A）
SM=3　介入前　→　SM=2　キシリトール介入3か月後

デントカルトSMの変化（症例B）
SM=3　介入前　→　SM=1　キシリトール介入3か月後

MEMO

✦ キシリトール入りガムのMS菌母子伝播予防効果について

　母親が妊娠期からキシリトール入りガムを噛んだ場合のMS菌母子伝播予防効果に関する結果についてご説明します。今回の研究においてメインのテーマと結果です。

　現在のところ、キシリトールは**1日5～10gの量を3回以上に分けて摂取**すると、う蝕予防に効果的であると認識されています（Ly et al 2008 ※22））。

　この研究に使用した歯科専用のキシリトール100％入りガム1粒中にキシリトールが1.3g含有されていますので、キシリトール群に所属する妊婦さんに対して、1日4回以上噛むようにあらかじめ指示しました。しかし、キシリトールダイアリー（P65参照）の13か月間にわたる摂取記録から算出したところ、この研究対象者である妊婦さんたちが13か月間の介入期間中、1日あたりのキシリトール入りガムを摂取した回数は平均2.9回≒3回。キシリトールの摂取量に換算すると、1日あたりキシリトール摂取量は平均3.83gでした。

　この結果より、1日4回以上摂取するように指示されても、この研究対象集団において実践可能な摂取回数は1日あたり3回前後であったといえます。

　そして、これより先に示す研究結果は、妊婦さんたちがキシリトール入りガムを1日3回噛んだ場合、もしくは1日あたりのキシリトール摂取量が3.83gであった場合でも効果があったことを示すものです。

結果

1日4回以上噛むように指示
5〜10g 必要 (Ly et al., 2008)

- ▶ 実際は、1日平均 **2.9 回** (1.2〜5.3回)
- ▶ ≒ **3.83g**

※22) Ly KA, Milgrom P, Rothen M. The potential of dental-protective chewing gum in oral health interventions. J Am Dent Assoc 139 (5):553-563, 2008.

MEMO

月齢の推移とMS菌が口腔内に検出された子の割合

図14のグラフの横軸は、子どもの月齢です。縦軸は、MS菌がだ液中あるいは歯面で検出された子どもの割合です。対照群に属する子どもについて赤色の棒で、そしてキシリトール群に属する子どもについて黄色の棒でその数値を示しています。すなわち、2群について子どもの各月齢ごとのMS菌検出割合を示したグラフです。

生後6か月時点では、すでに対照群の子どもの8.6％にMS菌が見つかったのですが、両群の間に統計学的有意差はありませんでした。しかし、**9か月時以降になるとMS菌の検出を認めた子どもの割合は、キシリトール群のほうが対照群よりも有意に低かったのです。**

図14

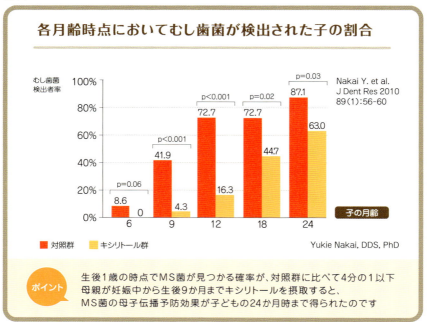

MS菌の定着を遅延させる効果

図15は、MS菌の定着時期について対照群とキシリトール群の間で比較した分析方法（生存分析）によって得られた結果です。集団のデータの代表値として平均値と中央値を使用することがありますので、ここでは両方の数値（平均値と中央値）を併記します。

対照群と比較すると、キシリトール群の子どもはMS菌が口腔内に検出された時期（月齢）は、平均値も中央値もともに統計学的に有意に遅い時期でした。

図15

MS菌の感染時期（生存分析による）

キシリトール入りガムを母親が噛むと、
MS菌感染の時期を8.8か月遅らせることができる

	平均値（月齢）	中央値（月齢）
キシリトール群	20.8	24.0
対象群	12.0	12.0

8.8か月遅延
Log-rank test, p<0.001

ポイント　キシリトール入りガムを母親が妊娠期から摂取すると、子どもの口腔内へMS菌が定着する時期を平均8.8か月遅延させることができるといえます

子どもが2歳の時点での母と子の症例

　症例3（P57参照）に3本のストリップスが掲載されています。もっとも左側に位置するストリップスは、お母さんのだ液中のMS菌コロニーを示し、中央のサイトストリップスは子どもの上・下顎唇側歯面歯頸部および上・下顎隣接面から採取したMS菌コロニーを、そしてもっとも右側のストリップスは子どものだ液中のMS菌コロニーを示しています。

　母子Aと母子Bのお母さん同士のストリップスを見比べると、ほぼ同じ菌数レベルです。にも関わらず、子ども同士を見比べていただくと、母子Bの子どもはMS菌のコロニーがすでにたくさん検出されています。ちなみに母子Aは、お母さんが妊娠期からキシリトール入りガムを噛んだキシリトール群です。

　お母さんのMS菌数が同じであっても、菌の「質」が変われば、お子さんの口腔内のMS菌には明確な違いが生じます。

　症例4も同様に、子どもが2歳の時点での母と子のペアの症例（母子Cと母子D）です。

　かなりのMS菌コロニーを有している母子C（P57・症例4参照）のお母さんから生まれた子どもの歯面には、MS菌が多く検出されました。

　母子D（P57・症例4参照）のお母さんのだ液中MS菌コロニーは少なくはありませんが、その子どものだ液中と歯面からMS菌は全く検出されませんでした。

　繰り返しますが、この介入研究では母親にだけ介入し、子どもに対しては何も介入していません。それでも、このような違いが生じてくるのです。妊娠期からキシリトール入りガムを噛んでいただいた結果生じた相違といえます。

結果のまとめ

キシリトール入りガムの摂取を「妊娠期」から開始し、「感染の窓」よりもずっと以前に中止しても、北欧人とは生活習慣、歯科公衆衛生システムの異なる日本人を対象にしても、キシリトール入りガムは、MS菌の母子伝播を予防あるいは遅らせるのに有効である。

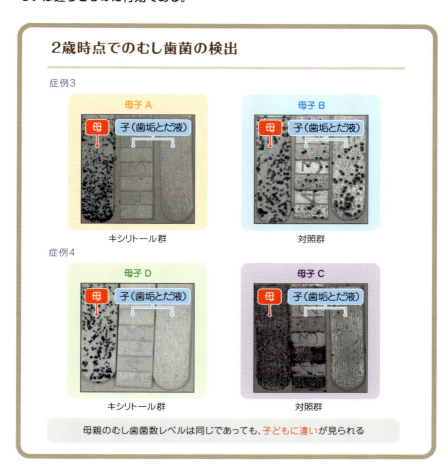

2歳時点でのむし歯菌の検出

母親のむし歯菌数レベルは同じであっても、子どもに違いが見られる

考察

1日あたりのキシリトール摂取量と摂取期間について

「キシリトールにはMS菌の母子伝播予防効果がある」と証明したフィンランド研究（Söderling et al ※23））、スウェーデン研究（Thorild et al ※24））、そして本研究（Nakai et al ※25））における1日あたりのキシリトール摂取量と摂取期間について、文献的に整理したのが図16（P59参照）です。**本研究におけるキシリトールの1日あたりの平均摂取量は3.83g、キシリトールの摂取期間が13か月間でした。フィンランド研究では6〜7g、21か月間、そしてスウェーデン研究では1.95g、12か月間でした。**

Lyらによると、一般的にむし歯予防に効果があると認識されているキシリトールの1日量は5〜10gです。本研究では実際にはそれよりも少ない摂取量（3.83g）でしたが、MS菌の母子伝播予防の効果を認めました。

スウェーデン研究にいたっては、もっと少量の1日量（1.95g）でしたが、やはり予防効果を認めました。

※23）Söderling E, Isokangas P, Pienihäkkinen K, Tenovuo J. Influence of maternal xylitol consumption on acquisition of mutans streptococci by infants. J Dent Res 79(3):882-887,2000.

※24）Thorild I, Lindau B, Twetman S. Effect of maternal use of chewing gums containing xylitol, chlorhexidine, or fluoride on mutans streptococci colonization in the mothers' infant children. Oral Health Prev Dent 1(1):53-57,2003.

※25）Nakai Y, Shinga-Ishihara C, Kaji M, Moriya K, Murakami-Yamanaka K, Takimura M. Xylitol gum and maternal transmission of mutans streptococci. J Dent Res 89(1):56-60,2010.

この現象について、私は次のように考察しました。キシリトールのMS菌に対する抑制効果には、ある一定の摂取量を基準に相違があるのではないか？　**具体的には、ある基準以下の少量のキシリトール摂取では、MS菌の「不溶性グルカンの産生を抑制」するに過ぎないが、もしその基準以上の多量のキシリトールを摂取した場合は、「不溶性グルカンの産生を抑制」するだけでなく「MS菌の成長抑制」も生じるため、その結果として菌数減少をもたらすのではないか？　と。そう理解すれば、本研究とスウェーデン研究で使用された少量のキシリトールでも、不溶性グルカン産生を抑制したためにMS菌が歯面からはがれやすくなり（つまり、歯面に定着しにくくなるということ）、その結果としてMS菌の母子伝播予防効果が得られたといえます。**もちろん、これはあくまでも私の推論ですので、さらなる検証が必要です。

　本研究やスウェーデン研究ではキシリトールの1日あたりの摂取量が5g未満という少量であってもMS菌の母子伝播予防効果を認めました。**しかし、その予防効果の確実性を高めるために1日あたり5〜10gという摂取量を患者さんにおすすめするのが良いと思います。**

図16

考察

キシリトール摂取量と摂取期間が効果に影響する

摂取	本研究	フィンランド	スウェーデン
量（g/日）	平均3.83	6-7	1.95
期間（月）	13	21	12

仲井の推察	少量→不溶性グルカンの産生を抑制 多量→不溶性グルカンの産生と菌の成長を抑制→菌数が減数

3国におけるMS菌の感染率の相違について

本研究における1歳半（18か月）と2歳（24か月）時におけるキシリトール群のMS菌検出率は、フィンランドやスウェーデンの同年齢の子どもたちのMS菌検出率（要するに、MS菌の感染率）と文献的に比較すると、極めて高い数値でした。

17のグラフは、本研究の18か月時と24か月時におけるMS菌検出率と、フィンランド研究における24か月時、およびスウェーデン研究の18か月時におけるMS菌の感染率です。これらはすべてそれぞれの研究におけるキシリトール群のデータを示しています。

赤色の棒は18か月時のキシリトール群のMS菌感染率。黄色の棒は24か月時のMS菌感染率です。これはキシリトールのみのデータですが、フィンランドやスウェーデンに比べるとMS菌の感染率は日本が圧倒的に高いといえます。

図17

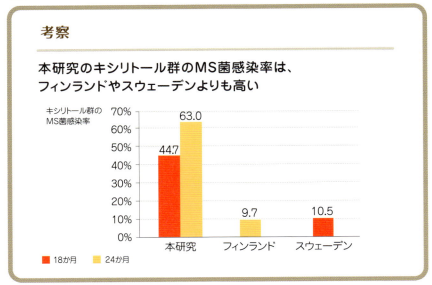

なぜ、日本が北欧の2国よりもMS菌感染率が高い結果を示したのか？私の考える原因は以下の通りです。

　第1に、「3つの研究で実施した介入プログラムの相違」です。根本的に、キシリトールの摂取量、摂取期間、開始期間等の介入プログラム自体がこれら3つの研究で異なります。私の研究では感染の窓の時期よりもずっと以前に介入を終了し（生後9か月時）、エンドポイントである子どもの2歳時点まで追跡しました。フィンランドとスウェーデンの研究ではそれぞれのエンドポイントまでキシリトールによる介入を継続しています（スウェーデンは18か月時まで、フィンランドは24か月時まで）。

　第2に、「MS菌検出のための評価方法と検体の相違」です。MS菌検出を評価する方法として、フィンランド研究ではデントカルトSMを使用していません。スウェーデン研究ではデントカルトSMを使用しましたが、その検体としてだ液のみを採用しています。歯面のほうがだ液よりもMS菌を検出しやすいので、スウェーデンの結果は実際よりも感染率が低い数値になっている可能性があります。私の研究では、検体としてだ液と歯垢の両方を採用し、そのどちらかにMS菌のコロニーが検出されると「MS菌が存在する」と、厳しめに判定しましたので、検出の精度の差が感染率の数値に影響したといえます。

　第3に、食事内容や食事様式を含めた3国における生活習慣の相違が関連している可能性もあります。

第4に、MS菌を構成する2種であるS. sobrinusとS. mutansの分布において北欧人と日本人の間で相違する可能性です。その分布について数か国で調査された報告によるとばらつきがあります。S. sobrinusとS. mutans伝播様式は異なるといわれており、特にS. sobrinusはS. mutansよりも伝播しやすいという特性があります（Kozai et al ※26)）。私の推察ですが、北欧人よりも日本人の S. sobrinusの割合が高い可能性があります。

※26）Kozai K, Nakayama R, Tedjosasongko U, Kuwahara S, Suzuki J, Okada M et al. Intrafamilial distribution of mutans streptococci in Japanese families and possibility of father-to-child transmission. Microbiol Immunol 43(2):99-106, 1999.

■ ガムの咀嚼行為の影響について

　もしあったとしても、咀嚼自体が母子伝播予防におよぼした影響はほとんど無視できる程度だと考えられます。つまり、MS菌の母子伝播予防効果はキシリトールによるものだ、ということです。なぜなら、まずキシリトールなどの甘味料を含まないガムベースを1日3〜5回噛んでも（Söderling et al ※27)）、またソルビトールやマルチトールを甘味料として用いたシュガーフリーガムを噛んでも（Ly et al ※28)）、MS菌数の減少は認めないという報告があります。

※27）Söderling E, Trahan L, Tammiala-Salonen T, Häkkinen L. Effects of xylitol, xylitol-sorbitol, and placebo chewing gums on the plaque of habitual xylitol consumers. Eur J Oral Sci 105(2):170-177, 1997.
※28）Ly KA, Milgrom P, Rothen M. The potential of dental-protective chewing gum in oral health interventions. J Am Dent Assoc 139(5):553-563, 2008.

キシリトールによるMS菌の母子伝播予防効果に関する研究

◆フィンランド・スウェーデン・米国・日本との比較

4編の要点比較

	フィンランド 2000	スウェーデン 2003	米国 ※29) 2009	日本 2010
介入開始	出産後3か月目	出産後6か月目	出産直後〜5か月目	妊娠6か月目
介入期間（Xyl）	21か月間 （子:2歳まで）	12か月間 （子:1歳6か月まで）	3 or 9か月間 （子:9〜14か月まで）	13か月間 （子:9か月まで）
キシリトールの摂取量	6〜7g/day	1.95g/day	4.2g/day	実際に 3.85g/day
評価方法（子に対して）	MSB 培地 （歯垢）	Dentocult SM （だ液）	MSSA, MSSB, 培地, CKB （だ液, 歯垢）	Dentocult SM （だ液, 歯垢）
MS菌母子伝播予防効果	Significant （2歳時）	Significant （1歳6か月）	Not significant （9〜14か月）	Significant （9か月〜2歳時）

※29) Fontana M, Catt D, Eckert GJ, Ofner S, Toro M, Gregory RL, et al (2009). Xylitol: effects on the acquisition of cariogenic species in infants. Pediatr Dent 31(3):257-66.

キシリトールの長期摂取によって下痢は誘発されるのか

　1983年JECFA（FAOとWHOの食品添加物専門家協同委員会）は、キシリトールの「1日の許容摂取量」に関しては「特定せず」、すなわちその消費に特別な制限は不必要である、と報告しました。1986年 FASEB（Federation of American Societies for Experimental Biology）の専門研究班による報告においても、キシリトールの安全性に重大な懸念はない、と評価されています。ただし、キシリトールは消化されにくいため一度に多量摂取すると一時的軟便（浸透性下痢）を生じることがあります。これは体がキシリトールを早く消化しようとして腸管壁から水分を引き出し、腸の中の水分が増えるためです。そしてこれがキシリトールを利用する際の懸念事項に挙げられることは少なくありません。

　今後の有効利用のためにも、そういった懸念事項の発現についてきっちりと明確にしておく必要があると私は考えました。そこで、胃腸の状態（下痢などの発現）および顎関節痛や咀嚼筋の疲労感の発現について、この介入研究の中で同時に調査を行なっています。

　キシリトール群に割り付けられた妊婦51名に対して、甘味料としてキシリトールを100％含有する歯科専用チューイングガムを妊娠6か月目から出産後9か月目までの13か月間噛んでいただき、1日4回以上毎日摂取するよう指示しました（約1.3gキシリトール／ガム1粒）。さらに実際の摂取回数と、胃腸の状態（普通、お腹がゆるい、下痢、ガスが多い、便秘）、顎関節痛、咀嚼筋の疲労感の有無についてキシリトールダイアリー（P65参照）に毎日記録するよう依頼しました。

　図18（P65参照）は、妊娠6か月〜出産後9か月までの期間における対象者全員の胃腸の各状態の発現頻度を示しています。

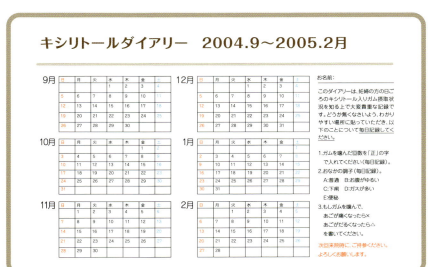

図18

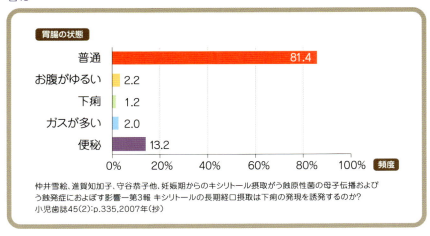

仲井雪絵、進賀知加子、守谷恭子他，妊娠期からのキシリトール摂取がう蝕原性菌の母子伝播およびう蝕発症におよぼす影響―第3報 キシリトールの長期経口摂取は下痢の発現を誘発するのか？
小児歯誌45(2):p.335,2007年（抄）

　発現頻度が高かったのは「普通」に次いで「便秘」でした。懸念された「下痢」は最も低い頻度で1.2％。ちなみに、顎関節痛の発現率は0.09％、咀嚼筋疲労は0.09％であり、ほとんど無視できる程度でした。

今回の介入研究の中で、妊婦さんにキシリトール入りガムをおすすめするときに「キシリトールを食べ過ぎるとお腹がゆるくなる可能性があります」と説明すると、実は喜ばれることが多かったのです。なぜなら、妊娠期は便秘に悩む女性が多いからです。しかし、上述の結果が示す通り、たとえていうなら3か月に1回程度の極めて低頻度の下痢発現だったので、キシリトール入りガムを食べ続けた妊婦さんたちを良い意味でがっかりさせてしまいました。「先生残念だわ、お腹がゆるくなったり、下痢になったりすることはほとんどありませんでしたよ」と。

　次に、キシリトール摂取回数と胃腸の状態の発現頻度についてご説明します。図19（P67参照）の黄緑色を示した部分が下痢の発現頻度です。摂取回数が増加しても、「下痢」の発現頻度に増加は認められませんでした。

　本研究結果によると、う蝕予防効果を期待するレベルのキシリトール入りガム摂取は胃腸状態にほとんど影響しないといえます。

MEMO

図19

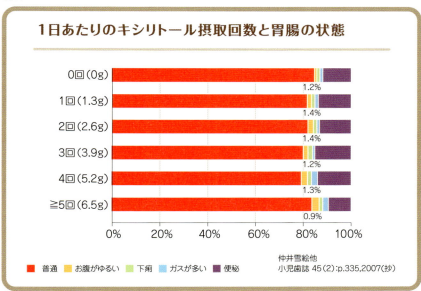

この研究を完遂するにあたり、ご指導をいただいた先生方

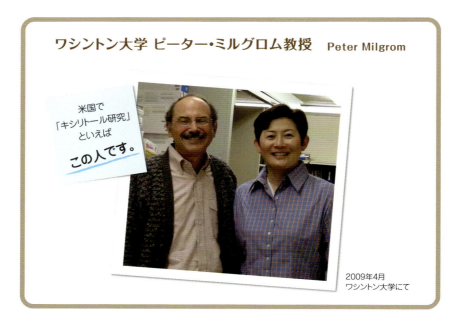

ワシントン大学 ピーター・ミルグロム教授　Peter Milgrom

米国で
「キシリトール研究」
といえば
この人です。

2009年4月
ワシントン大学にて

　最後に、この研究を完遂するにあたりご指導をいただいた先生方の紹介をします。

　キシリトール研究において米国の、いや、今や世界の第一人者といえば、ワシントン大学歯学部歯科公衆衛生学講座のピーター・ミルグロム教授です。彼は私がアメリカに留学していた時の師匠であり、世界水準の臨床研究の基礎とその価値観を私に叩きこんでくださいました。人間として、研究者として、歯科医師として最も尊敬する恩師です。私は今回のキシリトールによるミュータンスレンサ球菌の母子伝播予防研究をスタートする前に一度渡米し、この研究内容とプロトコールに対して尊師ミルグロム教授の率直なご意見、ご批判そしてご助言を直接いただきました。彼の厳しく優しいご指導のおかげで、JDR掲載への長く苦しい道のりに耐える力が身についたのだ、と心から感謝しています。

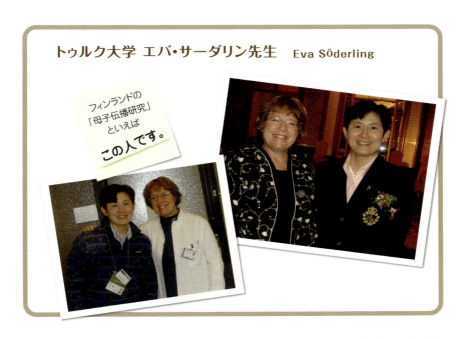

トゥルク大学 エバ・サーダリン先生　Eva Söderling

　フィンランドのエバ・サーダリン先生は、キシリトールの母子伝播予防研究を行なう上でどうしてもお会いしたい人でした。研究の最中に私の途中データを恐る恐るお見せする機会があり、その時が初めての対面にも関わらず、親身になって多くのご助言をくださいました。彼女は臨床家ではありません。しかし、ミュータンスレンサ球菌の細菌学的知識やキシリトールの最新情報に精通した研究者ですので、彼女から教わることは私の足りない部分を補完する上で大変貴重でありがたいものでした。
　彼女のご指導のおかげで私の研究がJDR掲載を果たすことができた、と心から感謝しております。

第2部

実践ヒント

仲井雪絵先生の症例紹介

むし歯予防の方法のひとつとしてキシリトールを患者さんに提案しよう！

タフトくらぶ編集部

第1部のエビデンスデータを知れば
説得力を持って患者さんにキシリトールを提案できる
仲井先生は具体的にどんな風に
患者さんとコミュニケーションをとっているでしょうか

第2章

患者さんとのコミュニケーション ❶

生涯に渡って歯を守り続ける仲井先生インタビュー

仲井先生は、予防法のひとつであるキシリトールを
どのようなタイミングで提案しているのか
さらにどんな言葉を使って患者さんに
どんな情報を提供しているのかをご紹介！

タフトくらぶ編集部より

仲井先生が臨床現場で大切にしていること
～インタビュー記事ご紹介の前に～

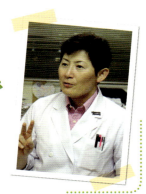

　研究者でありながら、臨床現場で日々忙しい診療をこなす小児歯科医の仲井先生。一人ひとりのむし歯の原因を探って、患者さんにキシリトールを提案するまでの基本的な流れについて次のページでご紹介していきます。日頃のコミュニケーションに役立つヒントが満載です。

　もちろん患者さんとのコミュニケーションの内容は、その時の症状や状況によってその都度変わっていきます。患者さんは一人ひとり違いますから、臨機応変な対応が必要です。

　仲井先生は歯科の仕事についてこう話します。

　昔泣いて暴れてむし歯治療を受けていた子が、永久歯列期になって"むし歯ゼロ"の健康な状態を獲得できた時、小児歯科医としての冥利につきます。口腔内を通して、その子の成長を長期間見続けられることが喜びですね。

　私自身、歯科医になったばかりの新人の頃は、美しい成形修復や治療困難な患児の対応ができたりなどの、歯科医師として治療技術の上達に喜びを感じていました。しかし5年ほどたつと、単に治療技術だけではなくその先の健康な口腔内を維持し、さらに良くしていくことのほうがどんなに患者さんにとって価値があることかに気づいたのです。そして次のような問いが出てきました。

- 修復物がたとえ美しくできても、その後に萌出してきた永久歯が徐々にむし歯になるのでは全く意味がないのではないか？
- 普通の方法ではむし歯予防が困難な難症例に対して、私は予防の成果を本当に出すことができるのだろうか？
- 私が乳歯列期から関わった子どもたちの中で、はたして何人の子どもたちが永久歯列期に「むし歯ゼロ」を達成できるのだろうか？
- 自分にはその成果を保証できるのだろうか？

　一人ひとりの子どもの口腔内を長期間見せていただかなくては、自分のしてきたことが良かったのかどうか評価することはできません。つまり、できれば一生見せていただく、というくらいの心がけが大切です。
　生涯ずっと自分の歯で美味しく食べられるようにサポートしていく歯科衛生士さんの仕事は、これからますます社会に必要とされていくと実感しています。

　2歳から診ている子がいまでは大学生に成長。口の中を診るとアルバムを見るような感覚で、その子のこれまでの口の中をすべて思い出せるといいます。
　小さい頃から、自分に合った予防法を知ることで、生涯ずっと自分の歯で美味しく食べられる人生が送れる。そのサポートをするのが歯科衛生士です。特に女の子は、将来お母さんになる可能性を誰もが持っています。母子伝播予防は、妊娠期だけではなく小学校・中学校のうちから伝えていきたいですね。赤ちゃんにとってまわりの大人の口腔内が清潔に保たれていることが大事。お父さんになる男の子も、すでにお子さんをお持ちのお父さん、お母さん、そしておじいちゃん、おばあちゃんも。口腔内を健康に保つためにどうしたらいいかを知ることは、家族みんなの幸せにつながります。

（タフトくらぶ編集部）

仲井先生 の場合

患者さんとのコミュニケーションフロー

初診時と2回目のコミュニケーションに時間をかけ、むし歯予防をすることの大切さを伝える

初診時

- 時間をとって"なぜむし歯になってしまうのか"や
  "むし歯予防で大切なのは何か"などお母さんとお子さんにお話をする
  ※たとえ話を使ってわかりやすく伝えるのがポイント
- むし歯菌検査の実施
- 飲食内容記録用紙（P85参照）への記入を依頼、次回持参するように指示

2回目 の来院

- 前回実施したむし歯菌検査の結果と、
  今回持参された記入ずみの飲食内容記録用紙をもとに食事指導
- 歯磨き指導

3回目 以降

- 前回の食事指導で提案したように行動変容できたか、
  万が一できていない場合には、何がハードルになっていたかをさらに問診
- 検査結果や飲食内容記録用紙をもとにその人のむし歯になる原因を見つけ、
  それに合わせた予防方法をさらに提案し、サポートする

※ 継続的な来院につなげるために、患者さんの話を聞く、成果を伝える、
　ベストな方法がもし困難であれば、ベターな方法をその都度探していくことを繰り返す

情報提供① なぜむし歯になるのか

　治療が必要な子であっても、初めから予防を実施できるう蝕のない子であっても、お母さんたちには初診時に「なぜむし歯ができるのか、できてしまったのか」や「むし歯予防で大切なことは何か」について時間をとってじっくりとお話しています。

　むし歯は、いったん穴（う窩）になったら元にはもどらない病気です。う窩になる前に対応することの重要性を理解していただきます。

　また、予防を実現するには継続的に歯科医院に通ってもらう関係をつくることが大切。**そのためには、来院するたびに、患者さんが知って得をする情報提供や提案をしていく必要があります。**

　むし歯の病因論を説明するのに、以下のように小学生・中学生向けに講話する時の比喩を使って、診療室でお母さんにお話します。

　皆さんは、ごはんを食べて、うんちとおしっこをしますよね。実は歯の表面にくっついているむし歯菌も同じ。むし歯菌のエサはお砂糖ですので、皆さんの歯の表面に残っているお砂糖を食べて、「うんち」と「おしっこ」をするのです。歯を爪でひっかくと、ネバネバした白いカス（プラーク）がくっつきますね、それがまさに「うんち」に相当するもので、「歯垢」とか「プラーク」と呼ばれるものです。そして、むし歯菌の「おしっこ」に相当するものが「酸」です。歯の表面というのは、エナメルという身体の組織の中で最も硬い組織で覆われています。しかし、長い時間「酸」にさらされたままでいると、徐々にエナメルが溶かされて、そのうち穴になってしまうのです。

　つまり、お砂糖をエサにしてむし歯菌が出した「うんち」が歯に強固にくっつき、「おしっこ」をして歯を溶かすことで穴ができる。それが「むし歯」という病気です。

　しかしながら、その「むし歯菌」というのは、生まれたばかりの赤ちゃんのお口の中にはまったく存在しません。風邪やインフルエンザと同じで、

すでに菌を持っている人からうつる「感染症」なんです。ただし、むし歯菌が存在するだけでは、「むし歯」という病気は発症しないことが、他の感染症と大きく異なる点です。むし歯菌が存在する上に、お砂糖を飲食する習慣や歯磨きをする習慣が絡み合って初めて発症します。だから、それをコントロールしていけばむし歯予防は可能です。そのために、まずむし歯菌の数や質を把握する必要があります。

　伝える時のポイントとして、裁判官と被告のような関係にならないよう、お母さんを悪者にしない言い方を心がけています。

　テレビや雑誌などから発せられる情報を通じて、むし歯は感染症であることを知っている方はけっこう多いと思います。でも、お母さんたちが本当に知りたいのは、自分（自分の子）はどうしたら歯を守っていけるか、という自分に合った予防方法。だからこそ、このような説明をした後、「**いま、お口の中がどのような状態になっているのか、どんなコントロールをしていけばいいのか、そのレベルを調べてみませんか**」と必ずむし歯菌検査につなげています。

　患者さんと継続的な関係をつくって、予防を成功させるためには、"現在のリスク"と"将来むし歯になる可能性"を目に見える状態にして数値で伝えることは必須条件です。

むし歯菌検査を行なう理由

① 目に見えない細菌を「見える化」し、その患者さんに適した予防法を提示し、むし歯の発症前に対策ができる

② 漠然とした「う蝕リスク」を数値化することで、予防効果の指標として具体的な目標ができ、その成果を確認することができる

③ 初期う蝕病変やう窩が生ずる前にリスクを早期発見し、その原因を早期除去できる

予防の提案を、自分のこととして受け入れてもらいやすくなります
※あなたのお口の健康を守るための情報サイト　http://www.honto-no-yobou.jp
　by NPO法人『最先端のむし歯・歯周病予防を要求する会』

情報提供② 予防法はひとつではない

　歯磨きしていれば良い、あるいはフッ化物塗布していれば良いなど、むし歯予防に効果のあることを何かひとつしていれば大丈夫だと思いこんでいるお母さんが時々いらっしゃいます。

　これまでずっと歯科医院で定期的にフッ化物塗布をしているのに、そのたびに新しいむし歯ができている、というお子さんや、仕上げ磨きをしていたにも関わらずお子さんにむし歯ができてしまって自分のふがいなさを責めるお母さんたちをたくさん見てきました。**歯科予防を成功させるためには、いくつかの予防法を組み合わせることが必要**。それはキシリトールにも同じことがいえます。「フッ素を塗っているのに」、「キシリトールを食べているのに」むし歯になってしまった。そう誤解をまねかないようタイミングに合わせて繰り返し伝えていくことがポイントです。

　患者さんから、「本当にフッ素にはう蝕予防効果があるのですか？」と質問された場合、私は次のように説明しています。

　フッ素に予防効果があるかないかと尋ねられれば、莫大な数の研究によって科学的に証明されている通り、「効果あり」とお答えできます。では、フッ素を繰り返し塗布しているにも関わらず、なぜお子さんにむし歯ができるのか？　ということがお母さんには疑問なのですね。それでは、次のように考えてください。

　もし仮に、むし歯予防に「合格点」というのがあり、それが60点であるとすれば、フッ素の効果は10点分ほどだと思ってください。つまり、残りの50点分をお砂糖（ショ糖）の摂取制限や歯磨き習慣でまかなう必要があるのです。だからどうかフッ素を塗るだけで予防ができる「魔法の薬」だとは考えないでください。

　他のご家庭のお子さんを見回していただきますと、おそらく次のような極端な2通りのお子さんたちがいるはずです。一人目は、歯科医院で毎月のようにフッ素を塗布しているのに、むし歯が何度も繰り返しできてしまう

お子さん。二人目は、歯科医院でフッ素を塗布したことがないのにも関わらず、全くむし歯のないお子さん。この違いは何でしょうか？

　前者は、ショ糖摂取や歯磨き習慣で、20点や30点しか獲得できないために、いくらフッ素の10点を加えても合格点の60点には満たないわけです。その一方で後者は、ショ糖摂取や歯磨き習慣ですでに70点、80点、90点とれているので、フッ素の10点分がなくても合格点をすでに超えている状況。つまり、フッ素以外の50点の部分がどれほど獲得できているかが両者の大きな違いです。

　でも、その50点分を日常生活でのショ糖摂取制限や歯磨き習慣だけではどうしても獲得できない場合、キシリトール摂取を日常生活に追加してみましょう。そうすることで、さらにプラス10点、20点が目指せます。

　さらに合格点を上げるために、歯科医院でできることとしてフッ素塗布だけではなく、必要に応じてシーラント、ＰＭＴＣなどの予防法があります。むし歯予防をするのに、どれかひとつだけで60点以上を獲得できる魔法の薬というのは存在しません。複数の中からお子さんに合った方法を補完的に組み合わせる必要があります。だからこそリスク診断が必要であり、それを測る方法のひとつがむし歯菌検査だといえます。いま自分がどのくらいの力があって、受験に合格するにはどうしたらいいのかを一緒に考えていく必要があります。そのアドバイスをするのが歯科医院の役目です。

　大学あるいは高校受験でたとえるならば、志望校に合格できるかどうかを学生は自分で判断できません。学校や塾で実施される模擬試験を数回受験してその都度自分のランクを知り、自分の弱点を把握し、具体的な目標を持ってその後の勉強に励むことができます。**模擬試験の判定と同じ役割を果たすのが、むし歯菌検査だといえます。**

※私たち歯科医療従事者は「フッ化物」という言葉を使いますが、患者さんにわかりやすく説明する時は「フッ素」という言葉を使っています。

情報提供③ 将来のためにリスクを知らせる

　むし歯菌検査で、ご自身の「リスク」を知っていただくため、例えば、重症むし歯に罹患しているお子さんの歯科治療を希望し来院された場合に、次のように説明しています。

　歯の神経（歯髄）に近接した極めて重症度の高いむし歯が、お子さんのすべての乳歯に見られます。確かに「削って詰める」歯の治療が必要です。しかし、もうひとつお伝えしたい大切なことがあります。

　お子さんのお口の中の状態を「山火事」にたとえて説明させていただくと、現在お口の中では大火事が起こっているといえます。お子さんの「歯」はその山に生えている「木」だと考えてください。その「木」がかなり燃え広がって、崩れかけています。お子さんのお口の中の「火」の勢いや強さは目に見えませんが、かなり強いと思われます。確かに、むし歯を削って詰める治療はできます。でもそれは、燃えてしまった「木」を植えかえているだけのことです。しかしながら、「火」が消えていなければ、せっかく苦労して植えかえた「木」が再度燃え始めます。

　そして、その山にはお子さんが6歳になると「新しい木（幼若永久歯）」が生えてきます（P82参照）。**「火」がボーボーと強く燃え盛っている中で「新しい木」が生えてきたら、すぐに燃えてしまいます。それを防ぐためにも、むし歯を削って詰めるだけではなく、山の「火」を消す、つまり、口の中全体の「消火活動」が必要なのです。**

　少しずつむし歯の治療を行なっていきますが、その間に現在まだむし歯になっていない部分をむし歯にさせないためにも、さらに他のむし歯がひどくならないためにも、むし歯予防と進行抑制を同時に行なう必要があります。

　ちなみに、その「火」の強さを表すことができるのが「むし歯菌検査」です。消火活動をするにあたり、検査結果の数値によって現在の「火の強さ」を目に「見える化」して成果を判断します。

　その数値の変化を目にすることによって、消火活動の成果が実感できます。

定期的に検査を実施し、いまお子さんのリスク（火の強さ）がどういう状態にいるかを確認すれば、お母さんにとっても安心。日頃の取り組み方が評価でき、「これでいいんだ」と励みになります。もしリスクの数値が低下していれば、火が消えつつある証拠なのです。

　たとえ「むし歯がない」という状況であっても、それは一定の現象に過ぎません。リスクの数値を目安にすることで、いまにも燃え上がりそうな「火」を事前に消火できるのです。

　セルフケアをしていただく上で、「リスク」を患者さんにお伝えすることはとても大切です。また、お母さんたちはお子さんの歯はどれも同じリスクを抱えていると思いがち。**セルフケアをする上でリスクになる部位（歯種や歯面）をお伝えすることで、お母さんの負担を軽減できます。**

　特に小児期は年齢によってう蝕の発生部位が変化します。そもそも洗濯や食事づくりのような家事に追われているお母さんにとって、嫌がるお子さんへの毎日の仕上げ磨きは大変なこと。**少しでもラクに続けてもらうためには、磨かなくてはいけない部分を必ず伝えるようにしています。**

`MEMO`

最も注意したいリスク部位は萌出途中の第一大臼歯

萌出を開始してから初めの3年間、永久歯は「たけのこ」みたいなもの。
成長すると徐々に固くなって「竹」になります。
その過程を萌出後成熟といいます。同じ攻撃を受けたとしても歯の
ダメージが大きいのは、萌出後成熟する前の「たけのこ」の時代です。
だからこの時期、積極的に予防を行なう必要があります。

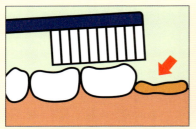
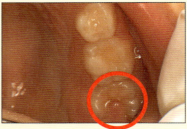

幼若永久歯のう蝕の特徴
① う蝕の進行が早く、歯髄炎・歯根膜炎になりやすい
② 乳歯う蝕と隣接している場合は罹患しやすい
③ 平滑面の初期う蝕（白斑）は、適切な処置によって再石灰化される

幼若永久歯の形態および構造的特徴
① 切歯の切縁結節が明瞭
② 臼歯の咬頭が明瞭で、付加隆線・副隆線も多い
③ 小窩裂溝は深くて複雑
④ 歯根未完成のために根尖孔が大きい
⑤ 二次象牙質および二次セメント質の形成はみられない

参考情報
「萌出する1〜2年前からキシリトールを摂取すると、
ターゲットとなる永久歯のう蝕予防効果が高い」(Hujoel ら ※)

※ Hujoel PP, Mäkinen KK, Bennett CA, Isotupa KP, Isokangas PJ, Allen P and Makinen PL. The Optimum Time to Initiate Habitual Xylitol Gum-chewing for Obtaining Long-term Caries prevention. J Dent Res 78: 797-803, 1999.

キシリトールを摂取するタイミングと歯の萌出

摂取の開始時期	予防効果
萌出後	35%
萌出前(1年未満)	53%
萌出前(1〜2年)	93%
萌出前(2年以上)	88%

Hujoel et al. 1999

情報提供④ 食生活とどう関係しているか

　基本的に2回目の来院時には、食事指導と歯磨き指導を実施。初診時に飲食内容記録用紙を渡して、次回記入したものを持参していただきます。記入内容は、お子さんの3日分（月～金の平日のどれか1日分と、土曜日1日分、日曜日1日分）の起床から就寝までの生活記録。主食としての朝・昼・晩ご飯だけでなく間食の摂取状況とその内容、歯磨きの有無、起床時間、就寝時間も含めます。その目的は、次の3つです。

① **食生活を中心とした生活習慣を把握すること**
② **問題点を抽出すること**
③ **①②をもとにその人に合わせた改善方法を見つけること**

　記入ずみの記録用紙を提出していただくと、お母さんの目の前で主食を青枠、ショ糖含有飲食物を赤線でチェック（P85参照）。ただ単に「お砂糖がダメ」と言うだけでは意味がありません。お砂糖は食べてもかまわないのです。**重要なのは、お砂糖は「上手に食べればむし歯予防できるのだ」と理解していただくこと**。「上手にショ糖を摂取する」ためのキーワードは「**1日あたりの摂取回数**」です。そこで、主食の中で調味料として摂取しているショ糖と、間食として摂取しているショ糖とを見分ける必要があります。

　3回の主食の中で摂取しているお砂糖を無視していただき、つまり、「間食」として摂取したお砂糖に注目していただきます。もし、1日3回以上のショ糖摂取（間食として）をされている方には、間食としてのお砂糖摂取回数を多くても1日2回までに抑えるために、例えば「どの部分だったら減らせそうですか」と、質問して赤線の中から選択していただきます。

　ここでのポイントは、お母さん自身ができることは何かを考えて自分で答えを出してもらうことです。このような質問をすると、例えば「スポーツドリンクをお茶にかえてみます」とか「朝の分をやめれば、アイスクリームを食べるのは1日1回に減らせそうです」など、なんらかの答えが返ってき

ます。さらに、問題点ばかりを指摘するのではなく「決まった時間に3食きちんと食事をしていますね」や「朝ごはんをちゃんと食べられているんですね」など、どんなに小さなことでも、良い点を言葉にしてあげることが大切です。

　そして、次に来院した時に「いかがでしたか?」と確認を繰り返すことで、その人が改善できたこと、できなかったことが明確になります。「私がお菓子を与えなくても、子どもが自分で菓子袋を開けて食べてしまうんです……」など、**お母さんのハードルになっていることは何かを一緒に探ります。**「もしベストな方法が困難であるようならば、ベターな方法を見つけていきましょう」と伝え、歯磨き、フッ化物塗布、食事指導、PMTCなどをいろいろ組み合わせてその人の成果につなげていく。そして、その引き出しのひとつとしてキシリトールがあるのです。

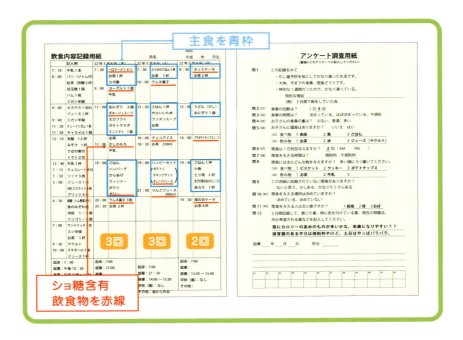

情報提供⑤ なぜキシリトールが必要か

　「どうしても甘いものを食べてしまいます」や「仕事から帰ってくると疲れて仕上げ磨きを怠ってしまいます」など、お母さんたちが抱える事情はさまざま。**問題点がわかっていても、またそれを改善しようとしても行動変容できない場合に初めてキシリトールを提案します**。そうすることで、なぜ自分の子にキシリトールが必要なのかが理解できます。さらに、ショ糖摂取制限をさんざん試みられた後のタイミングであれば、お母さんたちは「これならできそう」「できないことをサポートしてくれるのなら取り入れてみよう」と、受け入れやすいからです。もともと甘いものの摂取頻度が減少できない甘いもの好きのお子さんへの導入になりますから、それをキシリトールのガムやタブレットにかえることはお子さんにとっても無理なく取り組めます。

　食事指導をした挙句、どうしてもショ糖含有物の間食回数が減少できない、甘い物をダラダラ食いする習慣の患者さんに対しては、「**お砂糖が入った飴やチョコレートのダラダラ食いは"ダメ"ですが、キシリトールのダラダラ食いならOKですよ**」と伝えています。「〜をしてはダメ」という考え方を「あれもOK」「これも大丈夫」という発想に転換することで、**あきらめず前向きにう蝕予防に取り組むことができます**。

　例えば、商店をしている家のお子さんの場合。両親が甘いものをあげないように気をつけていても、お店に来るお客さんが「○○ちゃん、かわいいね」といってお菓子をくれるのだそうです。そんな中でお母さんがお客さんに向かって「うちの子がむし歯になってしまうので、お菓子をあげないでください」なんて商売上なかなか言えません。人間関係がギクシャクしてしまいます。

　家族内でも同様です。よくお母さんたちから「パパが子どもにチュッとしたがるのですけど、むし歯菌がうつったらどうしよう」や「おばあちゃんが、自分のお箸でごはんを食べさせたりするんです」などと相談を受

けます。そんな時に、キシリトールを活用すれば、ネガティブではなくポジティブな発想に変えることが可能です。お子さんを中心に、家族みんながう蝕予防への関心を高めるきっかけになります。

キシリトールの活用による患者さんのメリット
① キシリトールは、プラークのもとになる不溶性グルカンをつくらないので歯磨きがラクになる
② 悪玉ミュータンス菌を感染しにくい善玉ミュータンス菌に変えてくれるので、同じスプーンを使ったときにもあわてずにすむ
③ 歯磨き、フッ化物塗布やショ糖摂取制限だけでは完璧にできないミュータンスコントロールをサポートしてくれる

MEMO

仲井先生の ワンフレーズコーナー
患者さんにキシリトールを提案しよう!

"最小限の努力で最大の効果"
が期待できる予防法。
それがキシリトールです。

「あれもOK」「これも大丈夫」と
プラスの発想に変えられる予防法。
それがキシリトールです。

口腔内のむし歯菌を悪玉菌から
善玉菌に変えてしまえば安心!
それがキシリトールです。

自分自身はもちろん、
**大切な人を
守ることができる!**
それがキシリトールです。

患者さんにとってラクちんで美味しくて、
しかも**確実にローリスクにできる。**
それがキシリトールです。

> "歯磨き" も "気持ち" も
> ラクにしてくれる。
> **それがキシリトールです。**

> テレビをみながら、
> お買い物をしながら、
> 時間を使わないで
> **「ながら」予防**ができます。

> ベストな方法が困難なら、
> せめてベターな方法を続けませんか。

キシリトールは、お砂糖と違って
"ダラダラ食い"をしてもOKです。

一粒で2度美味しい！
妊娠中からキシリトールを食べれば、
お子さんのむし歯予防もできるんです。

マイナス1歳から
むし歯予防を始めませんか。

2歳までむし歯菌の
母子伝播を予防できれば、
その後の**むし歯予防がラクちん**。
しかもそれは、
お母さんの努力の成果だといえます。

むし歯予防は、
パレットの上にある
いろんな絵の具を組み合わせて
美しい絵を描くようなものです。
**キシリトールは
その絵の具の中にある
色のひとつです。**

患者さんとのコミュニケーション ②

継続的に通い続ける患者さんインタビュー

仲井先生が実際に歯科専用のキシリトール100％入りタブレットを提案してプラークコントロールが成功した親子をご紹介

1歳からむし歯予防のために岡山大学病院に通う小学2年生のちかちゃん

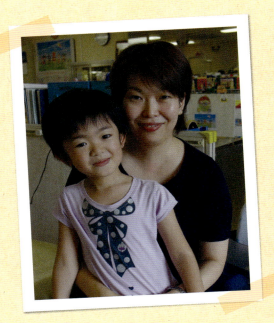

生まれつき骨が弱い骨形成不全症という持病を抱えているため、
積極的なう蝕コントロールが必要だったちかちゃん。
現在、う蝕はまったくない状態を維持しています。
7年間通い続ける中で、むし歯になるリスクを下げるために仲井先生が
活用したのが歯科専用のキシリトール100％入りタブレット。
ちかちゃんにとって、予防歯科のために仲井先生のもとに
通うことは生活の一部になっています。

仲井先生にお話を聞きました

理想の口腔環境をつくるための手助けをしてくれるのがキシリトールです

リスクを共有して同じ目線に立つことが予防を成功させるための第一歩

　ちかちゃんは、骨が弱い持病を抱えていますので、う蝕発症は絶対に避けなければならない患者さんでした。ワァーッと泣いただけでも骨が折れてしまう可能性があります。だから、万が一むし歯になってしまったら身体をおさえつけて治療をすることは絶対にできません。そのうえ、体だけではなく、エナメル質形成不全と象牙質形成不全を伴う疾患なので、う蝕に対しても敏感で、慎重に向き合う必要がありました。

　予防を成功させるポイントは、いち早くちかちゃんの協力性を高め、泣いたり拒否されずに診療をさせてもらえること。そのために、「先生は、あなたが大好き」「あなたの健康を守るためにいいことをしている」という姿勢で向き合いました。その思いが伝われば小さな子でも理解をし、泣かずに協力してくれるように必ず変わっていきます。

　むし歯ができてしまってちょっとでも痛みが伴うとその関係は崩れてしまうので、当然お母さんの理解と協力も重要。**いまお口の中がどういう状況で、どのような対策が必要なのかを理解してもらうために、むし歯菌検査（デントカルトSM）で定期的にリスクを共有していくことは必要不可欠です。**

ちかちゃんの場合、5歳の時の検査の結果がスコア2とリスクが高い状況でした。それを改善していく方法として、食事指導にプラスして、歯科専用のキシリトール100％入りタブレットを活用することにしたのです。

歯垢がはがれやすくなったことでプラークコントロールの手間が省けます

　歯科専用のキシリトール100％入りタブレットを提案すると、ちかちゃんも気にいってくれて毎日きちんと食べ続けてくれました。そこで1か月後、再びむし歯菌検査（デントカルトSM）を使って、だ液中とプラーク中のミュータンス菌を検査してみると、スコア2から0に変化していました（プラーク採集部位は、歯面は上顎の歯頸部、下顎の歯頸部、上顎の隣接面、下顎の隣接面）。これは劇的な変化です。

　一度食べるのを辞めて6か月後、1年後と経過を見ましたが、リスクは変わらず0でした。実際、歯垢がはがれやすく変化したことで、プラークコントロールがとてもラクになったことは一目瞭然。ある時、お母さんが「先生、実は途中から仕上げ磨きはしていません」と正直に話してくれたんです。

　当初は本当に、ブラッシングでは落ちにくいような硬い歯垢が残っていたのですが、いまではちかちゃんでもカンタンにおとせるような理想の口腔環境ですね。

　ちかちゃんにとって、1歳から通っている歯医者さんは痛いことをするのではなくて、自分にとっていいことをしてくれる場所。だから、診療所はもちろん、おうちでも率先してセルフケアをしてくれるそうです。

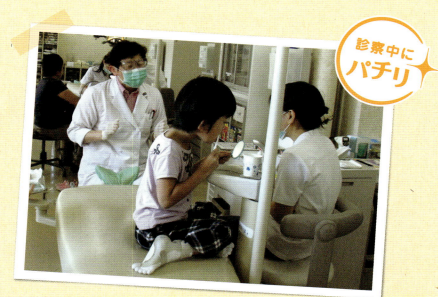

自分ですすんで診療台に上るちかちゃん

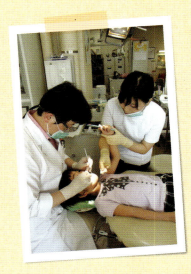

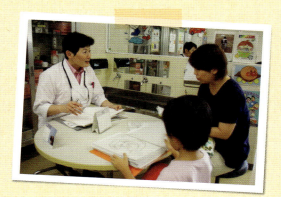

第3章

臨床現場で働く歯科衛生士から仲井先生へ
「こんなときどうしたらいいの？」
キシリトールに関する疑問を解決

Q&Aコーナー

Q：どれだけの量をどのくらい続けると効果があるのでしょうか。

A：1日の合計量として5～10gを、3～4回以上の回数に分けて摂取するとう蝕予防効果を期待できるようです。2週間目でMS菌数の減少が始まり、さらにローリスクのレベルまで到達するには少なくとも約3か月を要します。

Q：「キシリトールが75％以上配合されたものを食べてください」と指導しているのですが、濃度より量のほうが大切ですか。

A：濃度も量も大切です。ベリーズ・キシリトールガム研究によると、**甘味料としてキシリトールを100％含むガムが最も効果的**です。また、フィンランドの歯科医師会の推奨基準は「50％以上」です。米国のミルグロム教授の研究によると、効果的な1日の量として6.88gを提示しています。さらに彼のグループの別の研究では、それを3回以上に分散して摂取すると効果的だと証明しています。したがって、**量や濃度だけではなく、1日あたりの摂取回数も大切**です。

Q：市販のキシリトール入りガムではどのような効果がありますか。100％のものじゃないと効果がないのですか。

A：甘味料として50％以上の濃度のキシリトールが入っていれば市販のガ

ムでも予防効果が得られます。

1日あたりの摂取量の目安は「5〜10ｇ」です。ちなみに私の研究では、歯科専用のキシリトール100％入りガム（1粒あたり1.33ｇ）を使用していましたので、回数としては1日4回以上をすすめました。市販品の場合は、裏に記載されている含有量から1粒あたりのキシリトール量を割り出し、1日に噛む粒数を患者さんに伝えると良いでしょう。

- - -

Q：以前、『歯科専用のキシリトール100％入りガム』を噛む時は、だ液をできるだけ飲み込まずに噛むと効果的だと聞いたことがあります。それは、本当でしょうか。患者さんに提案するときのポイントがあれば教えてください。

A：それはおそらく「ガムを噛み始めた時のだ液をすぐに飲み込まないで」と言う意味だと思います。あくまでも「噛み始めの時だけ」です。なぜなら**噛み始めた時が、ガムからだ液中に溶出するキシリトール濃度が最も高いので、いきなり飲みこむともったいないから**です。噛み始めの時の高濃度にキシリトールを含むだ液を、歯面のすべてに行きわたらせるように意識して口中にくゆらせてからゴックンと飲みこんでいただくのがコツです。後は普通どおり噛んでもらえればOK。だ液を飲まずに何分も噛んでいないと効果がないということは決してありません。基本的には普通のガムの噛み方で良いのです。

患者さんに伝える時は、「**せっかくなので噛み始めのだ液だけ、飲みこむ前にお口の中にくゆらせましょう**」くらいのスタンスで良いでしょう。

- - -

Q：乳幼児のう蝕予防は第1に食習慣改善だと思います。検診でよく質問されるのですが、キシリトールは乳幼児には何歳の時にどのくらいの頻度で与えると効果的ですか。

A：私もそれは同感です。まず**正しい食習慣の確立を無視してキシリトールをすすめることは、私もおすすめしません。**

キシリトールを与える時期ですが、ガムに関しては噛んだ後にちゃんとカスを吐き出すことができるようになってからが望ましいです。タブレットであれば、**のどに詰まらせる危険を考慮して、2歳からご提案しています。**最初の1週間はキシリトール2g／1日あたりの摂取量で始め、特に下痢などの発現に問題なければ、徐々に量を増加していきます。

※歯科専用のキシリトール100％入りタブレットは、1粒につき0.4g配合。

Q：キシリトール摂取をやめると一定期間後に菌量が元に戻るといわれていますが、どのくらいの期間で元に戻るのでしょうか。摂取をやめた場合、また続けた場合にはどうなるのでしょうか。

A：キシリトール摂取を継続すると、MS菌の量は低いレベルの状態を維持できます。キシリトールをやめると、元のレベルに戻るかどうかについては、それまでの摂取期間や摂取量によっても異なりますが、いくつかの研究によると、およそ数週間から数か月経過すると元に戻るといわれています。

Q：ミュータンスレンサ球菌に属する2種類の「S. mutans」と「S. sobrinus」との間にプラーク産生についての差はあるのでしょうか。また、キシリトールの効果にも差はありますか。

A：この2つはいずれも非常に強いう蝕原性を有しています。酸産生能も同様に強いです。大きな違いがあるとすれば、「付着性」です。S. sobrinusの付着性はショ糖の存在によって高まります。ちなみにキシリトールの作用はどちらに対しても同様に効果的です。

Q：キシリトールでプラークがサラサラになったというのは、口腔内にバイオフィルムがないと考えていいのですか。キシリトールを長期的に摂ることの意味を、バイオフィルムとの関係で教えてください。

A：バイオフィルムがなくなるわけではありませんが、ある程度縮小します。

MS菌はキシリトール摂取によって不溶性グルカンを産生しないので、舌で感じられるほどサラサラになるのだといえます。長期間摂取することによって、プラーク自体が歯ブラシで容易に除去しやすくなります。

Q：キシリトールの歯周病に対する効果についてはいかがでしょうか。

A：この件についてはあまり研究がなされていません。キシリトールはMS菌に作用するもので、歯周病菌に直接作用するものではありません。ただし、歯周病もプラークが原因で生ずる疾病なので、プラークが減少すれば改善できると考えられます。実際に**キシリトールからは不溶性グルカンが産生されませんので、歯肉縁上プラークは減少します。**そういう意味では、少なくとも間接的に歯周病への抑制効果があるのではないか、と推察されます。しかしながら、キシリトールを使用しても、歯面清掃は必要です。あくまでもキシリトールは歯周病対策としてはひとつの補助であり、それで治癒するということはないと思います。

Q：キシリトールを摂ることで善玉菌と悪玉菌の比率が逆転するということですが、ミュータンス菌の総数を減らす必要はないのでしょうか。また善玉菌に変わったということをどうやって臨床的に証明すればいいでしょうか。

A：「歯からはがれやすい」善玉菌の比率が高まることによって、MS菌数が減少するのです。したがって、両者の現象は無関係ではありません。だからこそ、**善玉菌に変化したことを臨床的に証明するのであれば、例えばデントカルトSM検査などを用いて、MS菌数の減少を示すことです。**
（P50参照）

Q：う蝕予防には、フッ化物塗布、シーラント、キシリトール摂取などいろいろな方法がありますが、もっとも有効な手段は何でしょうか。

A：むし歯が多因子性の病気であるため、多くの予防方法が存在するとい

えます。それらの予防方法は得意とする対象が異なります。だから「どれが最も有効な手段か」と考えるのは無意味です。**むし歯の予防方法を選択する上で、必要なのがリスク診断です。**単にMS菌の数や酸産生能を調べるというだけではなく、口腔内でも特にターゲットとすべきリスクの高い歯種や歯面を見極めることが大切です。また、例えばシーラントは、臼歯部の咬合面にリスクが高い場合には予防効果がありますが、一方で隣接面には効果が全くないわけです。**どれかひとつの方法に頼るのではなく、どの組み合わせをすれば、目の前の患者さんが"最小限の努力で最大の効果を出せるか"を考えることが重要です。**

Q:母子伝播（父・祖父母などでも）は、1回接触しただけでも感染してしまうのでしょうか。

A:一度感染するだけでお子さんの口腔内にMS菌が定着する場合もあれば、無い場合もあります。基本的には「確率」の問題だと考えてください。定着を促進する要因が揃うほど、確率が高まるのです。具体的に挙げると以下の3つが主たる要因です。（P17参照）

① 感染源となる可能性があるご家族の方々の口腔内に存在する
ミュータンスレンサ球菌の数が多い（だ液1ml中100,000個以上）
② お子さんの口腔内に萌出歯数が多い
③ お子さんのショ糖摂取が多いなど

これらが多いほど「定着の可能性が高い」といえます。
その確率を低くするために、どういう提案をするかが私たち歯科医師や歯科衛生士の役割です。**例えばPMTCなどでご家族の口腔内の健康を維持したり、キシリトールでプラークの質を変えたりするのもその「確率を低下させる」ための手法です。**

Q:妊婦さんや小児など、患者さんにキシリトールを提案した時に、ゴール

設定はどうしたら良いでしょうか。

A：ゴール設定は、歯科衛生士がその患者さんに「**なぜキシリトールをすすめる必要性を感じたか**」を考えると見えてくるのではないでしょうか。患者さんの口腔内のミュータンス菌数を減少させることがゴールであれば、そのための診断としてデントカルトSMで検査をすることが必要でしょう。

　そのスコアが2以上であればだ液1ml中100,000個以上に相当するので、そのスコアが低くなるまでがゴール。もし妊娠期からの保健指導によって、ミュータンス菌がお子さんの口腔内に定着しないことが目的であれば、お子さんの口腔内から（例：2歳まで）ミュータンス菌が検出されるかどうか、というところまでがゴールになります。**患者さんが「プラークのとれやすさを実感」できるようになるまでをゴールにする場合もあるでしょう。**だ液検査の活用は、患者さんと目標を共有する上で有効的です。

Q：**仲井先生の研究では「妊婦さんたちに1日4回以上歯科専用のキシリトール100％入りガムを摂取してもらった」とのことですが、何分くらいガムを噛むという時間の指導もあったのでしょうか。患者さんに伝える時の参考にさせていただきたいと思います。**

A：あくまでも"目安"として「1回5分ほど」と妊婦さんたちに指導しましたが、歯科専用のキシリトール100％入りガムは早く味がなくなる、とよくいわれます。そこで、味がなくなって苦痛を我慢してまで噛む必要はないので、「味がなくなるまでで良いですよ。そして、また新しいガムを噛み直してください」と付け加えています。基本は普通のガムを噛む時のように、好きなように噛んでもらえればいいのです。

　1日の量として5〜10g（歯科専用のキシリトール100％入りガムの場合、4〜7個）のキシリトール摂取であれば効果があります。そして、それを

1回で食べきるのではなく、4回以上に分けて摂取（つまり、ダラダラ食い）すると効果的。「テレビを見ながら」「本を読みながら」「車の運転しながら」噛めば良いので、回数としてはけっして不可能な数字ではありません。私自身も、診療後にパソコンを使用しながらキシリトール入りガムを噛んでいます。あっと言う間に4～5粒はすすみます。

Q：母子伝播予防で重要なのはなぜ2歳までなのでしょうか。

A：ミュータンス菌による感染は、人が人に接して生きて行く限り一生涯ずっと完全にシャットアウトするのが困難な感染症です。そのため、どこかで目処をつける必要があります。あくまでも「ラクなむし歯予防」をゴールにするのであれば、**目先の目標としてとにかく2歳までにMS菌が口腔内に定着しなければ良いと考えられています。**この件については第1部の（P13参照）にも記載しております。そのエビデンスとなる文献※9と※10（P14参照）を参考にしていただければ、理論的な背景がさらに理解できると思います。

また、2歳前後になると保育園や幼稚園に行き始めるお子さんたちも多いことでしょう。つまり、「2歳以降」に定着するミュータンス菌の感染源は家族（特に母親）だけとは言い難いのです。したがって、お母さんたちには「お子さんが2歳になるまでMS菌に感染しなければ、もしその後に感染してむし歯が発症したとしても軽症ですむのです。そして、それはお母さんの努力のたまものだといえます。それ以降に感染した分は、けっしてお母さんのせいではありませんから。まずは2歳まで感染しないように気配りしましょう」と説明し、肩の力を抜くような指導をします。

Q：なぜ帝王切開で生まれた子は正常分娩で生まれた子よりもミュータンス菌が早期に定着しやすいのでしょうか。

A：帝王切開の子どもは正常分娩で生まれた子どもよりも11.7か月早くMS菌が定着した、という論文（P16参照）があります。本来なら帝王切開のほうが、正常（自然）分娩よりも無菌状態で取り上げられるのだから、一見感染しにくいのではないかと感じられます。論文の著者はその理由を次のように考察しています。「理論的には、自然分娩で出生した新生児は、会陰部（膣と肛門）から大量で多種類の細菌と強烈に接触します。そういう意味では帝王切開で出生した新生児は無菌的です。さきがけとなって口腔内へ感染した初めの細菌類がその後に感染してくる細菌類の定着に影響します。後から定着しようとする細菌は、定着部位や必要な栄養分の獲得のために他の細菌類と競合しなければならないからです。さらに、他の細菌類が産生する最終代謝産物が有害であったり、抗菌作用がある中で生存しなければなりません。いったん細菌叢が確立されると、早期定着した菌種が口腔内に優位性を発揮する傾向があります。**帝王切開で生まれた子どもは、出生時に母体や外部からの微生物の変化にさらされる機会が少なかったと考えられるため、S．mutansのように後から侵入してくる菌が棲みつきやすい生態系になっていたのではないか。**従って、出産様式の違いが「定着時期」に影響したのは、S．mutansの定着の前に棲みついた細菌類の変化や多様性によるものだといえます」

簡単に説明しますと、強いお姑さんがいた場合、後からその家にやってきたお嫁さんはすぐに実権を握れないのと同じです。

産道を通って生まれてくる時にある程度細菌類に最初に感染しておけば、後にミュータンス菌が定着しようとしてもすぐにボスにはなりにくいと考えられます。

Q：糖尿病の患者さんがキシリトールを食べても大丈夫なのでしょうか。

A：キシリトールは血糖値を上げにくいので、糖尿病の方でも安心して食べ

られます。

Q：寝る前にキシリトール入りガムを食べてもいいのですか。

A：特に甘味料として100％のキシリトールを含むガムであれば、むし歯の原因となる酸は全く産生されませんので、寝る前に食べても大丈夫です。ただし、小さい頃からのしつけとして「夜の歯磨きをした後に何かを食べるのは抵抗がある」と感じていらっしゃる方に対して、無理におすすめする必要はありません。

Q：キシリトール100％入りチョコレートは効果があるのでしょうか。

A：甘味料としてキシリトールのみを使用しているため、う蝕の原因にはならないでしょう。ただし、「う蝕予防効果がある」といえるほどのエビデンスはいまのところ存在しません。フィンランドを始めとする北欧やその他のEU諸国では、歯科医師会が第3者機関に委託し、商品が基準を満たしているか検証した上でフッ化物配合歯磨剤、あるいはキシリトール商品への推薦を行なっています。特にフィンランドでは、ガムだけではなくハードキャンディなどにも多く推薦マークが付与されていますが、チョコレートについては全く無いのが現状です。

Topics 3　他の甘味料との違いは積極的にMS菌数を減少させること！

　キシリトール、ソルビトール、マルチトールなどはすべて「糖アルコール」に所属する甘味料です。ショ糖と比べると、むし歯になりにくい糖ですが、MS菌におよぼす効果には以下のような違いがあります。

- ソルビトールはゆっくりではあるがMSによって代謝（酸産生）される。そして、むしろMS菌数を増加させる（Birkhed et al., 1990; Edgar WM, 1998）
- マルチトールはMS菌数を増加させる（Haresaku et al., 2006）
- キシリトールとソルビトールの混合物は「100％キシリトール」に比べてMS菌数を減少させる効果は低い（Soderling et al., 1997）
- 高濃度のキシリトール製品はMS菌数の減少を保証できる（Soderling et al., 1997）
- MS菌は、自らが代謝できない糖を、そのうち代謝できるように"順応"する。つまり、そのうち酸産生を行なうようになる。しかし、キシリトールは唯一「順応」が生じない（つまり、酸産生は生じない）（Makinen and Virtanen., 1978; Makinen et al., 1985）

　数々の研究報告によると、キシリトールは積極的にMS菌数を減少させる効果を有するため「抗う蝕原性」と分類されます。一方でソルビトールとマルチトールは、そのような積極的な効果は認めないので「非う蝕原性」あるいは「低う蝕原性」と分類されます。

Topics ④ 急性中耳炎の予防にも有効!?

　キシリトールはう蝕予防効果のみならず、中耳炎の原因細菌のひとつである肺炎球菌（ストレプトコッカスニューモニアStreptococcus pneumoniae）の発育阻害作用と、同菌の粘膜上皮への付着を抑制する効果があります。ウハリらの研究 ※1～3））によると、キシリトールを含むガムやシロップの摂取によって急性中耳炎の発症率が30～40%抑制され、その予防効果が示されました。ちなみにタピアイネンらの研究 ※4））では、そのような効果はソルビトールにはなく、キシリトールのみに効果が認められたそうです。ただし、中耳炎がいったん発症した後にキシリトールを摂取しても病状を抑制する効果はありませんのでご注意を。

※1） Uhali M et al. BMJ 313:1180-1183, 1996.
※2） Uhali M et al. Pediatrics 102:879-884, 1998.
※3） Uhali M et al. Vaccine 19:S144-S147, 2001.
※4） Tapiainen T et al. Antimicrob Agents Chemother. 45(1):166-169, 2001.

Topics ⑤ キシリトールシロップはう蝕予防効果あり!

　チューインガムやキャンディーでキシリトールを摂取した場合のう蝕予防効果はすでに証明されています。しかし、乳幼児においては誤飲・誤嚥の恐れがあるため、それらの形態は適切とはいえません。そこでワシントン大学ミルグロム教授らのグループは、シロップを担体としたキシリトール摂取によるう蝕予防効果を、マーシャル諸島に住む乳幼児（平均月齢15.0か月）を対象に検証しました ※1））。1日8gのシロップを12か月間摂取し、さらに約10.5か月経過した時点でう蝕の罹患状態を対照群（ソルビトールシロップ）と比較したところ、キシリトールシロップを摂取した群のほうが有意に低いう蝕発症率を示しました（最大70%の抑制率）。ちなみにこの研究の目的はもうひとつあります。同じ対象児に対してキシリトールシロップの急性中耳炎の予防効果を検証することです。これについては現時点では未発表です。今後の研究発表が楽しみですね。

※1） Milgrom P et al. Arch Pediatr Adolesc Med 163(7): 601-607, 2009.

Topics 6 キシリトールの「グミ」もミュータンスレンサ球菌を減少させる！

　イチローが活躍するメジャーリーグの試合が、日本のスポーツ番組でもほとんど毎日放映されるようになりました。その中で米国人選手がチューインガムを噛みながらベースボールをする光景に見慣れているので、米国ではチューインガムを噛む行為にはかなり寛容だと考えがちです。ところが米国の子どもたちについての実態は異なります。

　幼稚園や小学校でガムを噛んだりキャンディーを食べたりすることは、どちらかと言えば、禁止されています。なぜなら、子どもたちにとってそれらの食品は窒息のリスクが高いと認識されているからです。すなわち、フィンランドや日本の一部の幼稚園や小学校で実施されている集団プログラムとしてのキシリトール入りガムの導入は、米国の子どもたちには不可能なのです。そこで、ミルグロム教授のグループは、ガムではなく「グミ」をキシリトールの担体とすることに着目しました。

　ワシントン州の田舎の小学生を対象に、キシリトール入りグミ（1日15.6gあるいは11.7g）を6週間摂取した場合のMS菌の減少効果を検証。その結果、MS菌数は有意に減少しました。つまり、キシリトールをグミの形態で摂取してもMS菌数の減少効果は発揮できることが証明されたのです。さらなる研究を今後も積み重ねて、いずれ米国の幼稚園・小学校などのう蝕予防プログラムにキシリトール入り「グミ」が当たり前のように導入される日がやって来るかもしれません。そして、メジャーリーガーがキシリトール入り「グミ」を噛みながら試合をする日もそう遠くないかも？

Ly et al. BMC Oral Health 2008, 8:20
掲載HP http://www.biomedcentral.com/1472-6831/8/20

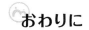
おわりに

〜読者へ心を込めてメッセージ〜

　知識の一つひとつは、その習得時点では正しいと思われる理論の裏づけがあったかもしれません。しかし、時にそれは新事実によって変わることがあります。すなわち学生時代に習った内容は、常に正しいとは限りません。また権威のある先生が言った内容だからといって、常に正しいとも限りません。「常識」は「変化」します。その「変化」に対応するための努力が必要です。

- 臨床の現場で成果がなかなか上がらない時、何がそのハードルになっているのか？
- 理論が間違っているのか？
- それとも実践が困難なのか？
- 患者さんへの動機づけが不足しているのか？
- もっと良い方法はないのか？

と、さまざまな問いを立てることが求められます。

予防とは、知識と技術の提供に加えて「人を動かす」「人の行動を変える」仕事です。歯を診て、人を診て、その人の生活を診て、リスクと病態、その人の行動の診断をした上で出力しないと成果は上がらないのです。その意味では、歯を削ったり抜いたりするよりも難易度が高いといえます。

　ベテランと呼ばれるほどのキャリアを積んでも、どうか現状に満足しないで未知なるものに対して謙虚に貪欲に勉強する積極性を失わないでください。自分が一度も使ったことのないものを根拠なく批判するような「食わず嫌い」には、どうかならないでください。かと言って、無批判で全てを受け入れないでください。批判的に吟味する判断力を常に忘れず、その上で良いと判断できるものを即受け入れる柔軟性を養っていただくことを期待します。

　上述したことは、臨床家として自分自身にも常に言い聞かせている内容です。研究者としては、臨床を困難にしているハードルを見つけ、それを解決するため批判に耐えうる研究を今後も進めていくつもりです。

　いつか、北欧諸国や米国よりも、日本の子どもたちの「健口」レベルが世界一になる日が訪れますように、そして自分の仕事がほんの少しでもそれに貢献できれば本望です。

仲井雪絵

ラクに楽しく成果が出せるキシリトールの理論と実践

「マイナス1歳」からはじめるむし歯予防

2011年4月 1日　第1刷発行
2011年9月21日　第2刷発行
2013年7月22日　改訂第1刷発行
2017年5月15日　改訂第2刷発行

著者	仲井雪絵
発行人	大竹喜一
発行所	株式会社オーラルケア 〒116-0013 東京都荒川区西日暮里2-32-9 TEL:03-3801-0151 http://www.oralcare.co.jp/
印刷・製本	株式会社エデュプレス
編集	株式会社オーシープランニング タフトくらぶ編集部
装丁・本文デザイン	Level 4 Design

落丁本、乱丁本はお取り替えします。
定価はカバーに表記してあります。
禁無断転載・複写

Printed in Japan ISBN978-4-925102-29-2